经方三十六讲

周永志　著

河南科学技术出版社
·郑州·

图书在版编目（CIP）数据

经方三十六讲 / 周永志著. —郑州：河南科学技术出版社，2022.10
ISBN 978-7-5725-0833-2

Ⅰ. ①经…　Ⅱ. ①周…　Ⅲ. ①经方–研究　Ⅳ. ①R289.2

中国版本图书馆CIP数据核字（2022）第090447号

出版发行：河南科学技术出版社
　　　　　地址：郑州市郑东新区祥盛街 27 号　邮编：450016
　　　　　电话：（0371）65788613　65788629
　　　　　网址：www.hnstp.cn
责任编辑：邓　为
责任校对：牛艳春
封面设计：中文天地
责任印制：朱　飞
印　　刷：河南省环发印务有限公司
经　　销：全国新华书店
开　　本：890 mm×1 240 mm　1/16　印张：8　字数：140 千字
版　　次：2022 年 10 月第 1 版　　2022 年 10 月第 1 次印刷
定　　价：45.00 元

自 序

　　如何学习中医、学好中医，这个问题困扰了很多朋友，同时也是中医界的一大难题，笔者也是历经坎坷，机缘巧合下，才跨过学好中医的这个坎。为了让更多中医同道及爱好者避开中医学习过程中的陷阱，把机缘巧合变为理所当然，笔者遂有了编写本书的念头。

　　当前，对于中医学习及应用的认识，分为两大派别，即经方派和时方派。部分经方派认为学习中医，目前院校教育的模式是有问题的，应该重视并以《伤寒论》《金匮要略》等经典为主，背经典、诵经典、用经方，强调师承教育的重要性；而时方派，则认为时代在发展，中医不能止步不前，应该以客观的脏腑辨证为根基，中西医结合，同时配合师承教育，明明白白地学习中医。这么多年的中医改革及实践证明，经方派在治疗疾病，尤其是一些疑难杂症方面，给人的感觉优于时方派，但其经常无法使用明晰的语言，讲出其客观的道理；而时方派，以脏腑论治为核心，容易把道理讲明白，也容易选方用药，但其辨证用药效果，有时候不能效如桴鼓。

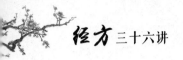

　　经方派和时方派，各自有其优势和不足，两者如果可以结合互补，那就能在保证疗效的同时，又把中医治病的道理讲清楚。最近几年，有人提出使"经方之意"、用"时方之药"的中医学习思路，并进行临证实践，取得了一定的效果，但是因为经方辨证思路的不确定性，使该理论探索未能进一步深入发展。

　　存在即有道理，笔者认为，经方派和时方派，不应该是孤立和对立的，而应该具有一脉相承的关系，这就需要我们去找到两者之间的契合点，理顺中医的一脉相承性。从《黄帝内经》到《伤寒杂病论》，再到现代的《中医内科学》，最难理解的，是处于衔接位置的伤寒六经体系，这也是解决中医传承发展的关键点。纵观中医的发展历程，无数的中医名家注解《伤寒杂病论》，然而到了现代，仍然没有形成统一的结论性观点，这也从侧面印证，目前大家还没有发现《伤寒杂病论》的真正秘密所在。

　　2017年笔者参加中医"全国杏林寻宝"活动，接触到了明朝李梴《医学入门》中的一个中医理论，叫作"五脏穿凿论"，与会的很多专家代表，都推崇该理论在中医特色诊疗中非常强大的指导意义。笔者遂把该理论应用于中医导引术体系，发现其可以完美解释八段锦、易筋经、五禽戏等功法及各个动作；后突发奇想，把其引入伤寒六经体系中，发现原来伤寒六经的核心，竟然也是五脏穿凿。笔者通过不断查阅资料、临证实践、研究总结，最终形成了学习伤寒、学习中医的"穿凿会通"理论体系，并构建了中医"六经三十六方"的实践应用体系。为了更进一步贴近临床，方便实践，形成了疾病诊疗的"经方三十六讲"，自此之后，在临床中治疗常见病、多发病，得心应手，效果出奇，始入中医之门。

只争朝夕，不负韶华，笔者一个人的精力和能力是有限的，中医发展的脚步又是迫切的，所以笔者抛开妄自菲薄之心，抛砖引玉，把自己独创的这一套理论体系著之成书，以便更好地与大家交流。若有朋友能够从中获益，则笔者之目的达矣，若是真能有益于中医发展，则不负此生！谨以此书，为中医发展添砖加瓦，同时感谢成书过程中，帮助我的各位老师、朋友。

编者

2021 年 6 月

前　言

经方三十六讲，是笔者以"中医理论、临床实践、名医经验"为基础，逐步形成的一种创新性疾病诊疗体系。该体系，可以帮助中医从业者快速掌握中医诊疗疾病的方法，开拓中医诊疗疾病的视野，拓展中医研究的新思路。

经方三十六讲，以"穿凿会通理论"和"六经三十六方"为两大基石。穿凿会通理论，是经方三十六讲的理论基础；而六经三十六方，则是经方三十六讲的实践手段；理论与实践相结合，不断融合进步，形成经方三十六讲最终的诊疗模式。

穿凿会通理论体系，以《医学入门》的"五脏穿凿论"和医圣仲景的"阴阳会通"为根基，从一个全新的角度，对伤寒六经实质进行了诠释，从而把伤寒理论与后续中医诊疗理念熔于一炉。六经三十六方，是在"穿凿会通"理论基础上，把伤寒"一经分为两脏"，其中每个脏腑包括"脏腑方、经方和俞方"，共计三十六方。穿凿会通理论与六经三十六方，提炼出了人体疾病最为核心的三十六种变化模式，从而使中医学习可以以简御繁。

六经三十六方，大部分为《伤寒论》原有方剂，部分为符合伤寒六经原理的经典方剂。伤寒经方与经典方剂相结合，以伤寒之理御群方，是经方三十六讲的最大特点。

《经方三十六讲》一书，共分为六个部分。第一部分与第二部分，介绍了经方三十六讲的两大基石，其中包括穿凿会通理论体系的来源及特点，以及六经三十六方的总体概况。第三部分，是整本书的核心，通过经方三十六讲，可以详细了解中医诊病的思路方法，全面掌握这个创新性的中医诊疗体系。第四部分与第五部分，为经方三十六讲的实践，分别为诊病实践和医学杂论分析实践。最后一个部分，为经方三十六讲中涉及的中药方剂附录。

经方三十六讲、穿凿会通理论体系、六经三十六方，是从不同角度对中医理论体系的解读，三者名虽有三，实而为一！

编者

2021 年 6 月

目　录

第三部分　经方三十六讲分论

第四部分 经方三十六讲临床验案

第五部分 临证笔谈

第六部分　经方三十六讲方剂及图谱

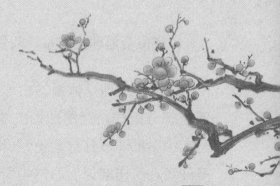

第一部分

穿凿会通理论体系

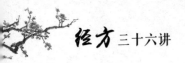

1. 穿凿会通理论体系，从何而来？

穿凿会通理论体系，由"穿凿理论"和"会通理论"两个部分组成。穿凿理论的雏形是明朝李梴在《医学入门》中讲的"五脏穿凿论"；而会通理论的出处，则是医圣仲景在《伤寒论》原序中所讲的"阴阳会通"。笔者在中医诊疗实践及研究中，发现二者相通，于是合二为一，命名为穿凿会通理论体系。

2. 五脏穿凿论，具体讲了些什么内容？

笔者 2017 年参加广东省中医院组织的全国"杏林寻宝"活动，相互交流中，发现掌握中医特色技术的几个大腕，不约而同地推荐了一个实用型中医指导理论（五脏穿凿论），认为该理论对于中医诊疗有非常好的指导性。笔者随即进行查询，发现这个理论来源于明朝医家李梴写的《医学入门》一书，其以《五脏穿凿论》来注解三焦系统的妙用，阐述了脏腑除互为表里之外，还有这样一种更加紧密的脏腑关系。有人推崇地讲，《五脏穿凿论》是《黄帝内经》的核心遗失篇章，故而一直被医家珍藏，没有公之于众，时至今日，我们已经很难追溯《五脏穿凿论》的出处，可是这并不妨碍我们学习该理论。

《五脏穿凿论》的核心内容是：心与胆相通、肝与大肠相通、脾与小肠相通、肺与膀胱相通、肾与三焦相通。《五脏穿凿论》篇，没有明确提到心包和胃的相通关系，但讲到了命门（右肾）与胃相通，即"肾与命门相通，津液胃虚，宜大补右肾"，结合中医"心包即命门"的说法，可以推导出"心包与胃相通"的结论。

所以，我们就得出了《五脏穿凿论》的完整结论，即"肺通于膀胱、心通于胆、心包通于胃、脾通于小肠、肾通于三焦、肝通于大肠"。

3.《伤寒论》原序中的"阴阳会通"，究竟该如何理解？

医圣仲景在《伤寒论》原序中，对中医学体系进行了总结，讲"夫天布五行，以运万类，人秉五常，以有五脏。经络府俞，阴阳会通，玄冥幽微，变化难极。自非才高识妙，岂能探其理致哉"。这段话，除了"阴阳会通"一词，其他的都非常容易注解，如果把"阴阳会通"仅仅理解为阴阳相通，则不符合医圣仲景对于中医的高度概括和系统性总结，同时《伤寒杂病论》也就缺少一个中医的辨病辨证系统。最初笔者也不能理解"阴阳会通"一词的真实意义所在，同时对《伤寒论》的学习，持有的态度则是术高无径，即明明知道伤寒六经是好的中医知识，但是却无法入门，更不要谈临床运用了。

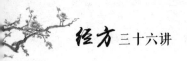

　　笔者最初把"五脏穿凿理论"引入了中医导引术的研究，发现通过这个理论，可以对现有的导引功法，如"五禽戏、八段锦、易筋经、六字诀"，做出很好的解读，并且能够与中医康养体系精准对接，所以倍感"五脏穿凿理论"的珍贵，也把"五脏穿凿理论"深深地印入脑海。一次开会，闲着无聊，笔者在演草纸上画出五脏穿凿轮廓，并标注上经脉，突然间发现竟是"一手一足、一阴一阳、一脏一腑"的对应相通关系，即"手太阴肺经"通于"足太阳膀胱经"、"手少阴心经"通于"足少阳胆经"、"手厥阴心包经"通于"足阳明胃经"、"足太阴脾经"通于"手太阳小肠经"、"足少阴肾经"通于"手少阳三焦经"、"足厥阴肝经"通于"手阳明大肠经"，这不就是手足、脏腑、阴阳的"交会相通"嘛！至此，始明医圣仲景"阴阳会通"之本意。

　　由"五脏穿凿论"明了"阴阳会通"的真实本意，再以"足"为核心表述这六对相通的关系，即得出"太阳病体系、少阳病体系、阳明病体系、太阴病体系、少阴病体系和厥阴病体系"的伤寒六病体系，每一个体系，由两个相通的脏器组成。把这个"一病两脏腑"的伤寒六经体系放入《伤寒论》原文，发现其可以非常完美地解释伤寒条文，于是在"五脏穿凿"和"阴阳会通"的基础上，伤寒"穿凿会通"理论正式成形。

4. 作为中医经典著作的《黄帝内经》，其中讲了穿凿会通的内容了吗？

中医经典《黄帝内经》的"阴阳离合论"篇讲"太阳为开，阳明为合，少阳为枢""太阴为开，厥阴为合，少阴为枢"，其中太阴、太阳为开，厥阴、阳明为合，少阴、少阳为枢，就体现出了"阴阳会通"中一阴一阳的相对应关系。

把手足配入开、合、枢，就组成了十二经完整的开、合、枢关系，如手太阴（肺）—足太阳（膀胱）、手太阳（小肠）—足太阴（脾）；手少阴（心）—足少阳（胆）、手少阳（三焦）—足少阴（肾）；手厥阴（心包）—足阳明（胃）、手阳明（大肠）—足厥阴（肝）。这样，《黄帝内经》完善的"开合枢"理论，既是"穿凿会通"理论体系的内容，也是伤寒六经的实质所在。

5. 医者，易也，古老的易经体系中，与穿凿会通理论体系，有着怎样的联系？

《易经》，作为中国哲学和文化的源头，其理论体系已经不能使用博大精深来形容了，应该说是玄冥幽微、神鬼莫测。纵观中国传统的自然科学行业，都受到了易经理论的影响，传统中医学，在其形成和发展的过程中，也受到

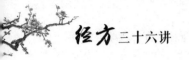

了易经理论体系的指导，所以古人讲"不知易不可为医"。

易经体系，通过八卦与五行方位的对接，与中医的脏腑产生关联，从而形成了特有的脏腑关系图，并以此来指导中医发展。清朝王洪绪总结《易经》说"坎为水、离为火，艮坤属土，震巽属木，乾兑属金"，即坎为水属肾、离为火属心、艮为土属脾、兑为金属肺、震为木属肝，而巽亦为木，必然是对应心包。

《易经》之《说卦传》云"天地定位，山（艮脾）泽（兑金）通气，雷（震肝）风（巽心包）相薄，水（坎肾）火（离心）不相射"，则阐释了"肺脾一体、心肾一体、肝心包一体"的关系。这与《黄帝内经》的"太阴为开、少阴为枢、厥阴为合"是一致的，是"穿凿会通"理论体系的基石，亦明确了伤寒六经体系左右同名脏腑的相互关系，如太阴肺与太阴脾属性关联、少阴心与少阴肾属性关联、厥阴心包与厥阴肝属性相关。易经体系所阐述的这种关系，与黄元御在《四圣心源》中阐释的"六气从化论"是一致的，这把穿凿会通理论体系与后世伤寒论思想研究，进行了有机的对接。

综上所论，《易经》既是"穿凿会通"理论体系的基石，也是穿凿会通理论体系的基本构架。

6.在历代典籍、名医、名老中医，以及国医大师的论述中，有穿凿会通理论体系的内容吗？

（1）提壶揭盖法

在中医学体系中，有一个奇特的治疗方法，叫作提壶揭盖法，即通过使用一些宣肺的药物，来治疗小便不容易排出，或者小便不利的情况。这种通过"上调"宣发肺气，来达到"下治"膀胱小便不利问题的方法，就好像打开壶盖，水就容易流出，于是被中医界形象地称为提壶揭盖法。

提壶揭盖法，最早的记载见于金元名医朱丹溪，其讲到："一人小便不利……此积痰在肺，肺为上焦，膀胱为下焦，上焦闭则下焦塞，如滴水之器必上窍通而下窍之水出焉。"此后众多名医使用此法，如清代名医张志聪、近代名医赵绍琴等使用该疗法，治愈很多类似的疑难杂症。

从医圣仲景"穿凿会通"理论体系看，肺脏通于膀胱，所以肺脏疾病会影响膀胱，导致膀胱小便的异常，故而通过治疗肺脏，或者说宣肺，可以起到治疗膀胱系统小便不利的作用。

（2）健脾止泻法

提到健脾止泻，我们已经习以为常，但仔细想想，泄泻是肠道问题，尤其是小肠的问题，和脾脏有什么关系

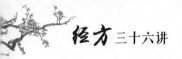

呢？为什么要健脾？仅仅靠中医脾脏兼有小肠的功能来解释，是比较牵强的。

既往大家解释健脾止泻，认为中医的脾脏是广义的，与现代医学所讲的脾脏不一样，其具有消化吸收的功能。其实这种解释是一种无奈之举，是在没有办法厘清脾脏和小肠关系的情况下，一时的权宜之计。

从医圣仲景"穿凿会通"理论体系来看，脾脏与小肠相通，二者同属于太阴病体系，故而脾脏功能的异常，会导致小肠的消化吸收出现问题，从而出现腹泻的问题。所以在临床中，我们遇到一些腹泻，尤其是伴有脾脏虚弱的慢性腹泻，要考虑到病根在脾脏，而不是小肠，故而使用健脾止泻法，可以获得非常好的效果。

（3）心胆合治法

在中医体系中，一直有着"心胆同病"的说法，如心胆气虚、胆郁痰扰于心等，这说明心胆之间是容易相互影响的。从实体结构的角度讲,《黄帝内经》认为"足少阳之别……循胸里属胆，散之上肝，贯心"，西医也认为，胆心之间存在神经反射弧，通过该反射弧，心胆之间容易发生疾病传导。

从精神调控方面讲，中医认为"心主神明"，而"胆主决断"，心胆所处的地位接近；同时讲"心者，五脏六腑之大主，精神之所舍也""凡十一脏，皆取决于胆"，又阐述了二者对其他脏腑功能影响的相同之处。所以，心胆合神、心胆一体，是中医心胆疾病诊疗过程中的一大特色，现代医学研究，抑郁症与胆囊系统疾病有很大关系，也是这个道理。

从医圣仲景"穿凿会通"理论体系来看，心脏与胆囊相通，故二者在疾病方面会相互影响，我们生活中听到的心虚胆怯、心胆俱裂、提心吊胆等说法，就是一种佐证。

（4）斡旋三焦治肾法

大家是否还记得，我们以往去医院看病，肾脏病科和内分泌科，往往是一个科室，究其原因，是肾病与内分泌疾病，都与体内免疫代谢失衡，有一定的关系。

从疾病方面看，肾脏疾病容易出现水肿，而三焦则是水液代谢的通路，故而二者在病理上，具有密切相关性；在中医体系内，很多医家有从三焦辨治肾病的治疗经验，现代有医家明确提出"斡旋三焦治肾病"的理论，并在实践中获得很好的疗效，进一步佐证了肾脏与三焦的密切联系。

《难经》的"六十六难"讲"脐下肾间动气者，人之生命也，十二经之根本，故名曰原，三焦者，原气之别使也"，明确指出了肾与三焦之间的密切关系，医圣仲景的"穿凿会通"理论认为，肾脏与三焦相通，故而二者在疾病方面会相互影响。

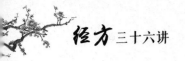

（5）胃神经官能症

生活中，我们会听到一种病，叫作梅核气，即感觉喉咙部位有异物感，吐之不出、咽之不下，甚至有堵塞感，非常难受，这就是胃病引起的神经异常感觉；还有部分朋友，胃病之后出现了胸闷的情况，心肺检查却没有任何问题，这也是胃病导致的神经异常感觉。

胃病引起的这些异常感觉，西医称之为胃神经官能症，中医则称之为梅核气、咽闭证或陷胸证。在中医经典《伤寒论》中讲"胃中空虚，客气动膈，短气烦躁，心中懊恼，阳气内陷，心下因硬，则为结胸"，即陷胸证，就是对胃神经官能症的一种描述。

从实体的角度讲，胃神经官能症，是胃病对迷走神经造成刺激所形成的，而迷走神经的分布，与中医的心包经分布，二者是一致的。医圣仲景的"穿凿会通"理论体系认为，胃与心包相通，故而胃病会导致心包病变，出现一系列迷走神经功能失常的表现，笔者沿袭名老中医经验而制成的胃喘汤，即是由此而来。

（6）肝病肠治

遇到生死离别，很多朋友悲伤欲绝，不能自已，甚至哭得晕厥不醒，中医称这种情况为肝肠寸断，魂魄分离！从传统医学的角度讲，肝脏藏魂，肺脏藏魄，而大肠为魂魄交汇之处，故而大肠魄又叫作英魄，当情绪极为恶劣时，会影响到肝脏和大肠的这种连属关系，出现精神情绪的问题。

中医医家提出"肝病肠治，肠病肝治，肝肠同治"，而痛泻要方，就是从肝治肠的代表方剂。现代医学则认为，肝脏和大肠之间，存在肝肠循环，二者功能可以相互影响，从肠道菌群治疗肝病，就是现代医学的前沿研究之一。在临床中，遇到肝脏衰竭所导致的肝性脑病，中西医都有灌肠的治疗方法，且效果很好，就是这个道理。

医圣仲景的穿凿会通理论体系认为，肝脏与大肠相通，故而二者在疾病诊疗中，经常相兼使用。

7. 穿凿会通理论，与现代西医学，是否具有一致性？

穿凿会通理论体系的实质，是不同脏腑之间存在相对稳固的功能关联，谓之脏腑联合体，如肺与膀胱是一对"太阳病"脏腑联合体；而不同联合体之间，又有着更高一层的相互关系，即太阳病体系与少阳病体系、少阴病体系、太阴病体系、厥阴病体系有着更为广泛的有机联系。

现代医学在发展的过程中，尤其是临床实践中，也逐渐认识到不同脏腑之间具有相对稳固的联系，但是这种认识是相对无序的，且研究进展非常缓慢，而中医在这方面则积累了较为丰富的知识体系，这也是未来中西医的重要结合区域。从现代西医学目前的知识体系中，我们可以找

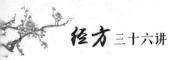

到穿凿会通理论体系的一些佐证，这些佐证，未来会更加完整及深入。

（1）肺－膀胱系统

中医认为，外感发热，多数归属于膀胱经问题，而咳嗽类疾病，多数是肺的问题；从现代西医理论及实践中，我们可以发现，感冒发热，无论是细菌感染还是病毒感染，都容易进一步侵袭气道及肺脏，出现呼吸道疾患，如咳嗽气喘，这印证了膀胱经和肺脏的内在相关性。在实践中，当我们因为感冒发热去医院就诊时，往往会被分流到呼吸科，因为传统西医认为感冒发热就是呼吸科的疾病。

（2）脾－小肠系统

在中医学体系中，脾和小肠的概念，区分不是特别分明，原因就在于二者关系的相互影响。现代西医学研究发现，脾脏具有重要的免疫功能，尤其是对于清除体内的各种代谢废物，包括一些异常的细胞，同时可以释放免疫细胞，对整个机体产生免疫作用。脾脏免疫功能的正常发挥，会受到一种物质的调控，这种物质就是小肠代谢之后产生的内毒素，内毒素的数量多少，与脾脏的工作量，具有正相关，故而内毒素超过一定的量，则会造成脾脏负担过重，出现脾损伤。中医讲"少火生气、壮火食气"，就是对于小肠火与脾脏免疫功能的形象描述。反之，脾脏功能的异常，会导致小肠淋巴系统的免疫异常，导致小肠的功能障碍，出现肠道菌群失调、肠道急慢性炎症，包括肠道溃疡等疾病。

（3）心－胆系统

关于心胆系统的关系，现代西医学的认识是较为明确的，就是我们前面提到的"胆－心反射弧"，即胆囊可以通过"胆－心反射弧"影响心脏的功能，而心脏也可以通过"胆－心反射弧"影响胆囊的功能。

从外科医生发现胆囊手术容易出现心律失常开始，到胆心综合征疾病的明确诊断，开创了利胆消炎治疗心绞痛、利胆消炎调节心律失常的新方法。长期患有慢性心脏病的患者，部分会出现性功能障碍，既往认为这是药物的副作用，但是从中医的角度讲，阳痿早泄，与肝胆功能失常有关，这印证了心脏功能对于胆系的一种影响。

（4）肾－三焦系统

三焦，从其功能表现看，隶属于现代医学的内分泌系统，而肾脏与内分泌系统关系密切，西医总是把肾脏和内分泌科归属于一个科室，也是对二者关系密不可分的一种实践认知。

从现代西医学的角度讲，肾脏除了可以进行水液代谢，以及维持人体水电解质的平衡外，另外的一项重要作用，就是内分泌作用，如肾脏分泌的肾素、促红细胞生成素、促进维生素 D 的活化素等，既是人体必需的内分泌

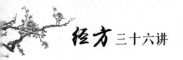

物质，也可以对整体内分泌系统具有一定的影响作用。相反，内分泌和免疫系统的功能异常，也可以通过肾脏系统蕴含的靶体，对肾脏造成损害，出现各类肾病，以致需要使用激素类药物治疗，才能够好转。

（5）心包-胃系统

从心包经的经络图，以及功能表现看，其与西医的迷走神经系统功能接近，二者是同物而异名；而胃，则是心包系统，即迷走神经系统的重要分布区域，二者具有解剖体系的密切关联。

我们经常讲的梅核气，即咽部异物感，典型治疗方剂半夏厚朴汤，就具有治疗胃气上逆的作用，通过抑酸护胃、调整胃肠动力，可以减轻甚至治愈梅核气，充分说明了胃病与梅核气的密切关系。从现代西医学的角度讲，慢性胃病，会长期刺激迷走神经，即心包系统，导致迷走神经功能感觉异常，对其走行的重要位置，即咽喉部位产生影响。相反，迷走神经功能的异常，会导致消化不良、打嗝等，则是迷走神经对于胃功能影响的表现。

（6）肝-大肠系统

肝脏和大肠系统，是临床中解剖确切、功能密切的一对脏腑组织，从现代西医学的角度讲，肝-肠循环是肝脏与大肠联系的主体通路，而临床中通过灌肠及药物导泻，防治肝性脑病，是肝病肠治的一个代表方法；肝脏功能异常时，会引起消化道功能障碍，此时的腹部平片，往往提示大肠积气明显，中医称之为气臌，则是肝脏功能失常对于大肠影响的一种佐证。从肝肠关系的角度讲，大肠疾病，如慢性肠炎、溃疡性结肠炎等，可以从保肝的角度入手治疗，这为肠道疾病的诊治，开辟了一个新的研究方向。

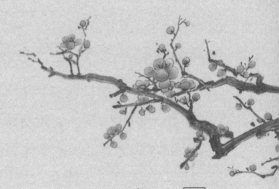

第二部分

六经三十六方体系

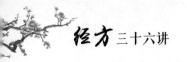

一、六经三十六方详论

穿凿会通理论体系，包括伤寒六经，或者说六病体系，即太阳病体系、太阴病体系、少阳病体系、少阴病体系、阳明病体系、厥阴病体系。

穿凿会通理论体系，每一经包括两个穿凿会通的脏腑，如太阳病体系，包括肺脏系统和膀胱系统；太阴病体系，包括脾脏系统和小肠系统；少阳病体系，包括心脏系统和胆腑系统；少阴病体系，包括肾脏系统和三焦系统；阳明病体系，包括心包系统和胃腑系统；厥阴病体系，包括肝脏系统和大肠系统。

穿凿会通理论体系，每一个脏腑，包含脏腑、经、俞三个结构，对应有脏腑方、经方、俞方三个基本方剂，十二个脏腑，共计三十六方。

肺脏的脏方为止咳效方、经方为桂枝汤、俞方为黄芪桂枝五物汤；膀胱的腑方为五苓散、经方为麻黄汤、俞方为抵当汤。

脾脏的脏方为四君子汤、经方为补中益气汤、俞方为建中汤；小肠的腑方为四通方、经方为四逆汤、俞方为葛根芩连汤。

心脏的脏方为开心汤、经方为乌头赤石脂丸、俞方为酸枣仁汤；胆腑的腑方为温胆汤、经方为龙胆泻肝汤、俞方为天麻钩藤饮。

肾脏的脏方为地黄汤，经方为犀角地黄汤，俞方为左、右归丸；三焦的腑方为升降散，经方为小柴胡汤，俞方为达原饮。

心包的脏方为清心汤、经方为栀子豉汤、俞方为半夏白术天麻汤；胃腑的腑方为半夏泻心汤、经方为半夏厚朴汤、俞方为胃喘汤。

肝脏的脏方为逍遥散、经方为柴胡疏肝散、俞方为镇肝熄风汤；大肠的腑方为承气汤、经方为大黄牡丹汤、俞方为大陷胸汤。

二、六经三十六方脏腑论

1. 肺脏与膀胱

肺脏具有两大生理特性。其一，肺为娇脏，上通天气，外合皮毛，容易为外邪所侵袭；其二，肺喜清肃，喜欢通利，恶壅塞。

肺具有宣发和肃降的生理功能，具体功能为主气、司呼吸；宣散卫气；朝百脉、主治节，通调水道。

肺脏的第一功能是主气、司呼吸。这是肺脏的主要功能，其实质是进行气体的一种内外交换，在这个呼吸交换

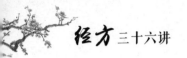

的过程中，会调节全身的气机运动，发挥出调节全身气机的作用。该功能失常，可能会出现呼吸无力、少气懒言、倦怠乏力的情况，包括出现气喘、咳嗽等呼吸道症状。《素问·至真要大论》讲："诸气膹郁，皆属于肺"，是对这一功能的简要概括。

肺脏的第二功能是宣散卫气。该功能与肺脏的第一功能有关联，第一功能的正常，有利于肺经气机的正常运行，即卫气的宣散功能。该功能主要有护卫肺脏的功效，功能失常时，会出现怕冷、出汗，容易感冒，出现鼻塞、流涕等症状。

肺脏的第三个功能是朝百脉、主治节。该功能主要体现肺脏的物质交换功能，通过清浊交换，清气进入人体血脉、浊气排出人体，结合肺脏的整体功能作用，达到营养全身脏腑经络的目的。该功能失常，身体其他脏腑会因为清气供应不足，产生各种病理性变化，并导致整个机体发生应急适应性改变。

肺脏的附加功能是通调水道。该功能主要与膀胱系统相关，体现的是肺脏对于膀胱系统的调节作用，即对于水液代谢的调节。该功能异常，会出现痰饮疾病、皮肤水肿、小便不利的情况。中医理论中讲"肺为水之上源"，体现的就是肺与膀胱在水液代谢中的协调关系。

膀胱，作为肾脏的表脏，肺脏的会通之腑，具有的主要功能是储存及排泄尿液；同时，膀胱经具有抵御外在寒邪之气侵袭的功效；而膀胱系统还容易出现的一个问题，就是阳气运行失常，气血阻滞，从而导致膀胱蓄血。

2. 脾与小肠

脾脏，作为人体的后天之本，其特性为喜燥恶湿，主升，以升为健，具有"主运化、主升清、主统血"三个主要功能。

脾脏的第一个功能是脾主运化。简要来讲，脾脏运化进入人体的水谷和水液，把有用的精微物质过滤，运送进入人体的养分系统，这与小肠的消化功能有所不同，是对小肠消化食物、水液后的一种深加工。脾脏的运化与小肠的消化，二者是一种联动状态，脾脏的运化功能失常，就会出现机体供养系统异常，表现为乏力、面色萎黄、形体消瘦等症状，也可能合并小肠病的腹胀、便溏等。

脾脏的第二个功能是脾主升清。脾脏把小肠消化及脾脏深加工之后的精微物质，即清气，供养身体的主要脏器，从而维持身体多个脏腑的正常运行。该功能失常，会导致后天中气不足，出现头晕目眩、精神疲惫、脏器下垂（如子宫脱垂）、久泄等。

脾脏的第三个功能是脾主统血。脾脏统摄人体血液，维持血液系统功能的正常发挥，并确保其正常流动于血管系统之内。该功能的异常，可能会出现鼻衄、便血、尿血、皮下出血等情况。

小肠腑，与心为表里之脏，与脾脏交会相通。小肠的功能主要是受盛与化物，即对食物进行消化吸收；同时小肠的另外一个功能是泌别清浊，即把食物有用的成分吸收，无用的成分下传大肠，或者通过体内其他通道处理掉。

3. 心脏与胆腑

心脏，作为人体五脏六腑之主，为火热之脏，故而生理特性为恶热，同时心火主降。心脏具有以下三个方面的功能。

心脏的第一个功能是心主血脉，即心脏调控人体血脉的运行。在心主血脉运行方面，中西医的认识是一致的，西医也认为，心脏通过收缩和舒张功能，推动血液运行，把营养物质供给各个脏腑和组织。若是心脏功能衰竭，尤其是慢性心功能衰竭，就会出现乏力、气喘、胸闷等情况，并且导致包括心脏自身的多脏器、多组织出现缺血、缺氧性的改变。

心脏的第二个功能是心藏神，或者说心主神明。该功能与心脏的第一个功能有着比较密切的关联，即心脏泵血功能失常，就会导致精神思维系统失去营养支持，从而精神疲惫，甚至昏昏欲睡，不能维持人体"精明"的一种状态，这在慢性心脏功能衰竭的患者身上，是比较常见的症状。

心脏的第三个功能，是心脏的阳热之性，即心脏对于全身血流的推动和温热作用。心脏自身的营养，除了与心脏的泵血功能相关，同时与心脏的阳热特性有关，心脏阳热功能失常，亦会出现心脏本身的供血供氧不足，即发生西医所讲的冠状动脉供血不足，甚至心肌梗死。

胆腑作为六腑中较为特殊的存在非常重要，中医甚至有"凡十一脏，皆取决于胆"的说法，其功能主要有以下两个。

胆腑的第一个功能是贮存及排泄胆汁，以此来帮助我们进行消化，尤其是对于油脂食物的消化。胆腑的第二个功能是主决断，主要有两层意思，一是胆囊功能失常，可能导致心脏问题，如心慌、心悸等，其实质是西医讲的胆心反射；二是胆囊长期功能失常，会导致迷走神经功能障碍，进而影响大脑皮层的思维判断功能，甚至出现抑郁症，即中医讲的决断能力失常，犹犹豫豫的状态！

这里我们需要指出一点，中医讲的胆主决断，主要是胆囊在长期病理状态下，容易对人的精神思维系统造成影响，故而胆囊切除之后，人的精神思维不会出现下降，反倒是比胆病状态下要更好。就如班级的甲和乙是同桌，甲老是捣乱，使乙不能安心学习，乙的学习成绩下降，于是我们认为甲与乙的学习成绩好坏有关，此时把甲调走，乙的学习成绩不会下降，相反会变好。

4. 肾与三焦

肾脏，作为人体的先天之本，生理特性为主封藏，同时内蕴寒热二性，为阴阳水火之宅，其主要功能有以下三个。

肾脏的第一个功能是肾藏精。中医认为肾脏作为人体的重要脏器，其封藏蕴含的精气，可以促进人体的生长发育，调节机体的各种代谢水平，同时与血液的生成有关系。中医的肾藏精功能，与现代西医学肾脏能够分泌肾素、促红细胞生成素、促维生素 D 的活化素等有关。

肾脏的第二个功能是肾主水。肾脏具有主持全身水液代谢，调节体内水液平衡的作用。从现代医学的角度讲，肾脏可以通过一系列精密的操作，以生成尿液，把体内多余的水分及成分排出体外，从而来维持人体水液的平衡。

肾脏的第三个功能是肾主纳气，主要是指肾脏可以维持呼吸的深度，防止呼吸表浅。在临床中，中医经常使用补肾的方法治疗喘证，往往可以获得较好的效果，而从现代医学的角度讲，肾病引起的呼吸异常，主要与肾脏功能失调后水液代谢异常，从而出现的心脏负荷过重、肺水肿或者激素异常有关。

　　三焦，作为五脏六腑中的重要脏器，一直被蒙以神秘的面纱，其本质及功能，都存在着或多或少的争议，但是从整体来讲，其功能有以下两个。

　　三焦的第一个功能是通行水液。关于三焦的本质，目前没有明确统一的定义，我们只是知道，人体的膜类系统，如鼻黏膜、眼睛黏膜、口咽黏膜、气道黏膜、消化道黏膜，包括脏器以外的黏膜等，都属于三焦系统管辖，而三焦的根本，可能与肾上腺等内分泌系统有重要的关系。膜类系统，与人体水液的吸收和释放，有很大的关系，所以认为其可以通行水液。

　　三焦的第二个功能是通行元气。中医认为，元气根于肾，可通过三焦系统运行于全身，发挥出重要的作用。这里的作用，主要是指三焦系统的内分泌及免疫能力。在古代，医者观察到人体脏腑功能可以自我智能运行，且人体对外界邪气有着很强的抵抗能力，显得非常神奇，好像有看不到的能量在运行，"元气"一词就是对这种能量的表达。

5. 心包与胃

　　心包作为中医脏腑中的一员，有名称，但无独立实体，于是医家把其归属于心脏之包络，原因是"心包代心

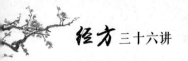
行使功能"，同时亦代心受邪。我们结合历代医家对于心包功能的认识，结合现代生理解剖学知识，可以知道心包的功能与现代医学的大脑－神经系统功能相一致。心包即"大脑－神经系统"的结论，弥补了中医缺乏脑－神经系统的解剖学缺陷，同时也解释了心脏维持神志清明、心包影响精神思维的内部机制。总体来看，心包具有三大主要功能。

心包的第一个功能是主导人的精神思维活动，心包功能正常，则思维灵敏，精神安固。

心包的第二个功能是维持人体听觉、视觉、嗅觉、触觉等功能的正常发挥。

心包的第三个功能是调控人体其他脏腑系统功能的正常运行及协调一致，而脏腑功能的正常运行，也促进了心包功能的正常运行。

胃是人体重要的消化器官，其生理特性是主通降，以降为和。从功能方面讲，胃的主要功能是受纳、腐熟水谷，即食物在胃内停留，并被腐熟为食糜，方便小肠进一步消化。

中医认为，脾胃为人体的后天之本，胃除了进行食物的受纳及腐熟外，在病理情况下，会对心包系统造成不良影响，出现胸闷、心慌及各种莫名不适症状，可以称之胃神经官能症。胃对于心包系统的影响，严重情况下，会出现呼吸系统运动性失调及衰竭，危及生命，中医称这种情况为胃气衰败，于是有"人有胃气则生、无胃气则死"的说法。

6. 肝与大肠

肝脏，作为人体的将军之官，其生理特性是主升发，喜条达而恶抑郁，同时体阴而用阳，又被称为"刚脏"。这里面的体阴，主要是指肝脏藏血，且需要血液等精微物质提供营养支持，而用阳，主要是指肝脏在功能特性方面的主升主动，一旦出现气机郁滞的情况，就可能出现相关的异常症状。从总体来看，肝脏具有以下三个重要功能。

肝脏的第一个功能是肝主疏泄，即肝脏具有维持全身气血运行畅通、通而不滞、散而不郁的作用。具体来讲，肝脏可以调节人体气机的运行，使气机调畅、经脉通利；肝脏可以促进人体津血的输布，使血液不出现郁滞的情况；肝脏可以调畅情志，使情志既不亢奋又不抑郁，保持心情舒畅；肝脏可以促进脾胃系统的蠕动功能，尤其是对肠道功能有促进调节作用；肝脏还可以调节生殖功能，如女子正常行经、排卵，男子精液正常代谢。

肝脏的第二个功能是肝主藏血，即肝脏具有贮藏血液、调节血量及维持血液发挥正常的生理功能。肝脏血量的充足，既可以维持肝脏本身的功能，同时也可发挥出应

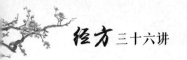

急供血的作用；另外，就是肝脏藏血，调节血液成分，可以防止一些出血性疾病的发生，如气血逆乱。

肝脏的第三个功能是潜纳肝阳，以维持人体阴阳升降的平衡。肝脏使阳气潜藏于阴精之内，防止阳气过于亢盛，从而发生逆乱。从五脏的六气属性分，肝脏为风木之脏，易出现风动的情况，发生阳气的逆乱亢盛，因此需要肝脏津血的充足，从而防止阳气的亢盛。

大肠，作为人体消化系统的组成部分，具有的重要功能是传导及排泄人体的糟粕，从而减少肠道毒素对于身体脏器的损害，并减轻肝脏解毒的负担。从疾病的角度讲，大肠功能的异常，其毒素的增加，有可能会加重肝病患者的病情，出现思维意识方面的问题。

三、六经三十六方 – 六气属性论

中医认为，人体感受风、寒、暑、湿、燥、热之邪气，容易出现具有相关六气偏性的疾病变化；同时人体的脏腑，也与六气对应，具有一定的六气偏性。

中医认为，六气归属于五行，对应人体五脏，如风气对应肝脏、寒气对应肾脏、暑热属于心脏、湿气对应脾脏、燥气对应肺脏，如进一步细分，则是热对应心、暑对应心包。从三阴三阳的角度讲，太阳对应寒气、太阴对应湿气、少阳对应暑气、少阴对应热气、阳明对应燥气、厥阴对应风气。

以脏腑五行及三阴三阳六气属性为基础，结合穿凿会通理论体系，六气与脏腑功能互化之后，对应内容则为肺、膀胱对应太阳寒气，脾、小肠对应太阴湿气，心、胆对应少阳暑气，肾、三焦对应少阴热气，心包、胃对应阳明燥气，肝、大肠对应厥阴风气。

穿凿会通理论中六气与脏腑的对应关系，与其他理论相比，有三大特点。第一，穿凿会通六气属性，把六气与脏腑、伤寒六经进行了综合性的有机对应，使中医六气病因、脏腑、阴阳归属有了统一性。第二，穿凿会通六气属性，符合《黄帝内经》"以足为经络核心"的理念，同时符合中医六气从化理论，真正解决了伤寒六经六气的属性问题。第三，穿凿会通六气属性，符合中医临床实践，这也是穿凿会通六气属性理论与其他六气理论的最大不同。如人体感受寒邪，出现发热恶寒，包括咳嗽的情况，就符合肺与膀胱皆属于太阳经，对应寒气的六气属性；人体湿气过重，会影响人体的免疫功能，还会影响小肠的消化能力，符合脾与小肠皆属于太阴经，对应湿气的六气属性；暑气容易影响心，出现神志问题，包括容易出现胆系的湿热，符合心与胆皆属于少阳经，对应暑气的六气属性；火热之气容易造成肾阴的不足，同时会导致三焦经热毒汇

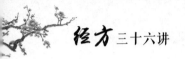

聚，符合肾与三焦皆属于少阴经，对应热气的六气属性；燥气容易伤胃，出现口干多饮，同时造成心包系统的供给失常，出现调节性失常，符合心包与胃皆属于阳明经，对应燥气的六气属性；风气容易引动肝阳，出现肝阳上亢，同时风气侵袭肠道，易出现肠鸣腹泻，符合肝与大肠皆属于厥阴经，对应风气的六气属性。

对于风、寒、暑、湿、燥、热六气的脏腑属性，我们既要认识到其归属于六经的整体属性，也要明晰其脏腑的专有属性。

肺脏，其本身的属性为燥性，兼有太阳经系统的寒性，同时可能受到同名太阴脾经湿气的影响，所以寒气伤肺、燥性伤肺，湿气过重也会导致咳嗽、痰多等症状。

膀胱经，其本身的属性来源于表里的肾，为寒性，可能还会受到同名太阳小肠经火热的影响，因此膀胱经可兼有寒热双重属性的特点。临床中，我们可以看到，太阳膀胱经，既可以发挥出火热之性，以抵御寒邪，也会受到寒邪之气的影响，出现外感疾病，同时也可能出现热入膀胱，气血凝滞，造成膀胱蓄血证。

脾脏，其本身的属性为湿性，兼有太阴系统的湿性，同时容易受到同名太阴肺经燥性的制约，因此脾脏往往表现出易受湿邪影响，同时又需要一定燥性来对抗湿气的特点。

小肠经，其本身属性来源于心，为火热之性，同时兼有太阴经系统的湿气，还会受到同名太阳膀胱经寒气的影响，因此小肠经会出现湿热交互蕴结，受寒后又容易出现腹痛腹泻的病理变化。在临床中，湿热之所以难以清除，就是因为小肠经存在这种湿热互结，寒热之药均不可过用的特点。

心脏，其本身的属性为火热，兼有少阳经系统的暑性，同时容易受到同名少阴肾经寒气的影响，因此心脏具有火热、暑、寒的六气属性。在临床中，火热之性有助于心脏本身推动血脉运行功能的正常发挥，寒性则能水火既济，生理情况下可以制约心脏火热过旺，病理情况下会导致寒气侵入心脏，出现胸痹之症；而暑气入心，往往会出现意识昏沉，甚至意识丧失等较为严重的疾病状态。

胆经，其本身的属性来源于表里的肝脏，具有风性，同时有少阳经系统的暑性，因此胆经兼有风、暑的特性。在临床中，风性疏泄，利于胆汁的正常排泄，暑热加风，则可能出现疏泄太过，导致头晕、目眩等风邪上扰的症状；另外，就是暑湿之气滞于胆经，容易出现湿热滞留，而见胆经湿热，如我们现代医学所讲的胆结石、胆汁瘀积等情况。

肾脏，其本身的属性为寒，兼有少阴经的火热之性，因此肾脏为寒热一体之脏器，即中医所讲的阴阳水火之

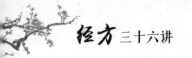

宅。临床中，肾脏受寒，会出现功能受损，导致腰痛怕冷，甚至影响生殖功能；而肾脏火热过重，则会耗损肾脏阴精，出现肾亏的情况。所以，对于肾脏的养护，我们要注意维持好阴阳寒热的平衡。

三焦，其本身的属性来源于表里的心包，具有暑性，同时兼有少阴经系统的火热之性，还容易受到同名少阴胆经风性的影响，因此，三焦具有暑热及风性。临床中，体内暑热过盛，会耗损三焦之津液系统，出现暑性感冒，即所谓的重感冒，较难治疗，若真阴耗损严重，则会出现热入血分的情况。风性侵袭三焦，容易出现感冒，这种感冒往往偏于热性，如风热感冒、流行性感冒，用药则是银翘散、桑菊饮等；另外，各种疫病，易侵袭人体三焦，相互传染流行，表现为温热之性，也被称为温病、瘟疫。

心包，其本身的属性为暑气，兼有阳明经系统的燥性，同时会受到同名厥阴肝经风气的影响，因此，心包兼有暑、燥、风三气。在临床中，暑气除了影响心脏，还会影响心包系统，即人体的脑－神经系统，所以中暑后会出现神昏，同时兼有高热的情况。另外，暑热＋风燥之性，使心包系统更加容易出现燥性的问题，故而竹叶石膏汤治疗心包燥热之症，是针对性方剂。

胃，其本身的属性来源于表里的脾脏，具有湿性，兼有阳明经系统的燥性，同时容易受到同名阳明大肠经燥性的影响，因此胃经具有湿、燥之性。胃经同时具有湿、燥相反的两种属性，有利于其进行食物的腐熟，为食物的进一步消化做好准备。在临床中，我们可以看到，胃病既容易出现湿热，也容易出现燥热，就是由胃经湿燥一体的特性所决定的。

肝脏，其本身的属性为风性，同时兼有厥阴经系统的风性；另外，会受到同名厥阴心包暑性的影响，因此肝脏具有风、暑之性。在临床中，肝脏的风、暑之性，有利于肝脏的疏泄功能，但容易出现阴津的匮乏，因此治疗肝脏疾病，时刻要注意顾护肝阴，即养肝阴，在此基础上，才可以进行肝脏的疏泄。肝脏容易出现风邪上行，治疗用药时要防止肝脏阳气随风邪上亢，故而息风之法，亦是肝脏疾病治疗中常见的治疗原则。

大肠经，其本身的属性来源于表里的肺脏，具有燥性，同时兼有厥阴经系统的风性，因此大肠兼有风、燥之性，且以燥为偏重。在临床中，我们讲阳明燥热之症，大便秘结，主要指的就是大肠的燥性过盛；而临床中的餐后腹痛腹泻、里急后重、泻后痛减，则是风邪善动所致，往往使用痛泻要方加减。

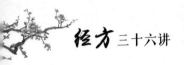

四、六经三十六方 – 情志归属论

情志疾病，是疾病体系的重要组成部分，具有起病隐匿、诊断困难、药物治疗针对性差等特点，严重影响了患者正常的社会生活及工作，亟须引起重视。本节我们通过穿凿会通"六经三十六方"体系，探讨一下情志疾病的发病机制，以及应对策略。

人体由两个部分组成，一个是物质结构系统，包括脏腑、筋骨、津液血液等有形物质，另外一个是功能系统，是以精神思维为核心的调控系统，简而言之，即物质与意识两个部分。人体思维意识以物质结构为基础，是物质结构的功能表现，因此思维意识有根可循、有源可查，其根源就在于人体的五脏六腑。

从传统中医的角度讲，人有"怒、喜、思、悲（忧）、恐（惊）"五大情绪，以对应人体五脏，如怒属于肝、喜属于心、思属于脾、悲属于肺、恐属于肾。人体五大情志出现太过或者不及，就会对脏腑功能造成不良的影响，如过于愤怒，就会导致肝脏阳气上亢，出现肝脏疾病，而该发怒时不发怒，则会造成肝脏气机郁结，同样造成肝脏疾病，其他情绪亦是如此。换个角度看情绪，情绪是人体脏腑功能失常的晴雨表，如肝脏功能失常，人就会容易发怒，或者容易情绪低沉，而心脏功能失常，人就会喜伤心、心气涣散等。脏腑与情绪，二者的关系是相互影响，一是情绪导致脏腑功能失常，二是脏腑功能失常后出现情绪病变。

人体情绪变化是复杂的，疾病变化也是复杂的，不同之人对于脏腑与情绪的关系，会有不同的认识。有人从临床的角度提出中医"怨、恨、恼、怒、烦"五种情绪，认为这是五毒，会对人体脏腑造成损害，其中怨伤脾胃、恨伤心、恼伤肺、怒伤肝、烦伤肾。中医五毒情绪理论，与传统中医的情志致病有所不同，如传统中医认为思伤脾，此处讲怨伤脾胃；传统中医讲喜伤心，此处讲恨伤心；传统中医讲悲伤肺，此处讲恼伤肺；传统中医讲恐伤肾，此处讲烦伤肾。中医五毒情绪理论，与传统中医情绪理论有差异，我们该如何对待这种情况呢？

从现代医学的角度讲，一切精神思维及情绪活动，都与大脑有关，大脑是情绪产生的司令部；而五脏六腑，则会对大脑造成一定的影响，进而产生不同的大脑情绪变化。如肝病患者，肝脏对体内血氨等毒素灭活失败，并造成人体雌雄激素比例失常，从而导致血氨等物质进入大脑，出现情绪问题，如急躁易怒或者情绪不畅，甚至出现打人骂人的情形，很多一度被家属认为是精神病。心律失常患者，心跳节律紊乱，出现心慌情况，同时影响大脑供血，出现恐惧害怕等情绪。长期胃病患者，导致迷走神

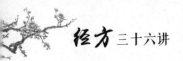

经功能失常，容易出现焦虑的情绪。肺脏疾病、肾脏疾病等，都会产生物质代谢异常，对大脑造成影响，从而产生情绪变化。我们遇到和处理各种各样的事情时，大脑会直接有情绪反应，同时人体五脏六腑会产生不同的分泌代谢物质，对大脑反应产生影响，进而出现不同的情绪感受。总体来看，人之情绪，是大脑与五脏六腑相互作用的最终结果。

现代医学虽然认识到情绪与五脏六腑的关系，但是在进一步研究方面，目前基本是空白。关于人体情绪的来源及变化，中医经典《灵枢·本神》是这样讲的："任物者谓之心，心有所忆谓之意，意之所存谓之志，因志而存变谓之思，因思而远慕谓之虑，因虑而处物谓之智。"《黄帝内经》中的这段话包括三层意思，第一，心、心包（大脑神经系统）是接受外界各种信息、各种刺激的基本结构，那些能够留存于大脑系统的信号，会使我们产生思维变化及思维活动，这就是"任物者谓之心，心有所忆谓之意"。第二，大脑（心、心包）思维意识的变化，会与人体五脏六腑产生共鸣，从而产生不同的思维结果，或者说思维导向，此为"志"，意为志向也，通"识"。这种不同的思维导向，最终会形成我们的思维模式，并在此过程中形成各种真正的情绪。这就是"意之所存谓之志，因志而存变谓之思"。第三，各种情绪产生之后，我们必然会有所选择、有所舍弃，若是做出了正确的选择，即远虑，那就是智慧的、正确的；若是做出了错误的选择，只顾眼前之利，那就是错误的，恶性的情绪也会随之而生。这就是"因思而远慕谓之虑，因虑而处物谓之智"。

接收信号产生思维活动、出现思维导向及情绪、过滤并产生最终情绪，这是人体情绪产生的基本过程，分别对应了《黄帝内经》的"忆、意阶段""志、思阶段"和"虑、智阶段"。在这个过程中，五脏六腑是物质结构基础，也是功能变化出处，因此情绪与五脏六腑具有非常密切的关系，且是一种特定的关系。我们以此来看传统中医情志理论与五毒理论，传统情志理论主要侧重于精神思维的第二个阶段，即思维导向与情志，也是《黄帝内经》中讲的"志、思"阶段，而五毒情绪理论，偏重"虑、智"阶段，且是一种不好的思虑模式及结果。

通过中西医对比分析，以《黄帝内经》的情志理论为根基，结合临床实践，我们可以得出中医情志理论与五毒情绪理论的关系框架，如下：

肝脏情志，怒为根本。肝脏的中医情志与五毒情绪是一致的，均为怒，由此可见，怒对人体既有不利的一面，会造成肝脏功能损伤，同时也有益处，有利于舒展肝气，防止出现情志抑郁。我们回顾传统经典功法八段锦，八个动作中，只有锻炼肝脏的动作"攒拳怒目增气力"含有情

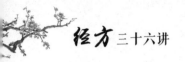

绪，以怒来梳理肝气，由此可见情绪"怒"与肝脏关系的密切性。

心脏情志，包括喜与恨。喜是《黄帝内经》情志论第二阶段产生的情绪，恨是第三阶段产生的不良情绪。如果我们处理好了喜的情绪，那就不会对心脏造成损伤，如果喜爱没有得到回应，可能就会由喜变恨、因爱生恨，对心脏造成损伤。

脾脏情志，包括思与怨。思是《黄帝内经》情志论第二阶段产生的情绪，怨是第三阶段产生的不良情绪。我们正常的思考、思虑，不会对脾胃造成影响；如果思虑过度，思虑不通，就会产生怨的情绪，影响到脾胃功能的正常发挥。

肺脏情志，包括悲与恼。悲是《黄帝内经》情志论第二阶段产生的情绪，恼是第三阶段产生的不良情绪。我们遇到不顺心、不如意的事情，会出现悲伤情绪，如果能够及时调整，不会对肺脏造成损害；若是悲伤不已，可能就会由悲转恼，恼其不能顺遂自己心意，进而损害肺脏功能。

肾脏情志，包括恐与烦。恐是《黄帝内经》情志论第二阶段产生的情绪，烦是第三阶段产生的不良情绪。恐惧是人类的一种本能，往往是人类对未知的恐惧或者对自身无能为力的恐惧，正常的恐惧为人之本能，而持续异常的恐惧，会衍生心烦之状态，损害肾脏。透过"心烦"二字，我们大概可以知道，烦之情绪，是恐惧持续存在，通过肾影响大脑（心、心包）而最终产生的情绪，这与其他情绪形成稍有差异。

从穿凿会通"六经三十六方"的角度讲，人体情绪变化的核心在阳明系统，即心包、胃体系，中医讲的阳明躁狂症，就是胃、心包的一种极端情绪变化。针对阳明系统的情志变化，针对性的治疗方剂有竹叶石膏汤、栀子豉汤、百合地黄汤等。怒的情志变化，属于厥阴体系，与肝、大肠有关，针对性的治疗方剂有逍遥散、柴胡疏肝散，以及镇肝熄风汤等。喜的情绪变化，恨的情绪结果，属于少阳体系，与心、胆有关，针对性的治疗方剂有温胆汤、龙胆泻肝汤、酸枣仁汤、开心汤等。思的情绪变化，怨的情绪结果，属于太阴体系，与脾、小肠有关，针对性的治疗方剂有补中益气汤、葛根芩连汤等。悲的情绪变化，恼的情绪结果，属于太阳系统，与肺、膀胱经有关，针对性的方剂有桂枝汤、抵当汤等。恐的情绪变化，烦的情绪结果，属于少阴系统，与肾、三焦相关，针对性的治疗方剂有犀角地黄汤、小柴胡汤等。

人体的精神思维活动，无论对于现代医学还是中医，都是比较神秘的内容，需要我们深入去挖掘及实践，穿凿会通理论体系及六经三十六方体系，是在这方面的一个重要探索。

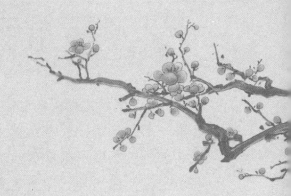

第三部分

经方三十六讲分论

"经方三十六讲"，有三十六个核心方剂，主要涉及三个概念，即脏腑、经络与俞部。

若把人体形容为铁路运输系统，认为车站枢纽是人体的五脏六腑，铁路线是人体的经络系统，而车站枢纽和铁路线所带动的各种经济及社会效应，属于气化属性的问题，即医圣仲景讲的外在俞（shù）部。"经方三十六讲"之"穿凿会通"理论体系，根据医圣仲景的理论，把人体每一个脏腑，分为脏（腑）、经、俞三个部分，每个部分对应一个主方。

鉴于"经方三十六讲"知识体系的庞大性，建议大家先把这三十六个核心方剂背下来，这样我们后续学习及使用就会比较便捷。背诵时，尽量不要打乱"经方三十六讲"的框架体系，如"太阳病，包括肺病体系和膀胱体系，肺病体系的三个基础方，分别为止咳效方、桂枝汤和黄芪桂枝五物汤；膀胱体系的三个基础方，分别为五苓散、麻黄汤和抵当汤"。后面的记忆方法以此类推。

"经方三十六讲"体系，是一个全新的中医学习及诊疗模式，是真正意义上的中医创新。从创新到临床实践，参考了大量的典籍医案，也获得了非常好的临床应用效果，但仍需更多诊疗一线的中医医师参与其中，需要具有科学素养和中医基础的有志之士加入其中，以共同开创中医发展的新局面。

一、太阳病体系

1. 太阳病第一讲　咳喘专方，效果非常！

导读：咳喘专方，这是笔者在临床中运用最为广泛，也是取效较好的方剂，其主要用于治疗各种急慢性咳嗽、常见的哮喘疾病。咳喘专方，以止咳效方为根基，是肺脏的脏方，在临床运用中，我们在一定情况下，可以抛开咳喘症状，而针对肺脏本身使用该方剂，进而调整及恢复肺脏功能，这也使咳喘专方的适应证，得到了极大的扩展。

止咳效方，是穿凿会通理论体系中，"六经三十六方"的第一方，主要是针对咳喘性疾病而使用。该方剂作为经验方使用，可以治疗咳嗽、喘证及哮证，即现代医学中所讲的呼吸道感染、急慢性支气管炎、肺炎肺气肿，以及变异性哮喘等。另外，止咳效方与治疗肿瘤的方剂结合，可以很好地精准治疗肺部的肿瘤性疾病。止咳效方，是一个方剂体系，涉及大小青龙汤、苓桂术甘汤、苇茎汤、麦门冬汤、大小柴胡汤、半夏泻心汤等方剂，同时有咽痒效方、止咳变方、止咳平方等方剂来完善肺脏脏病的治疗。

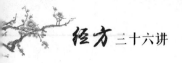
止咳效方

二陈杏云厚，二紫黄芩甘，

寒热两条线，错杂在其间。

寒则青龙甘，热则葶茎门，

寒热大小半，咽痒逆咳喘。

喘则枸桃肉，哮则射麻丹，

蚧甲麦百合，燥热瓜石防。

方歌解读：

二陈杏云厚，二紫黄芩甘。这是咳喘的基础用药，可以从整体上调节肺脏功能，为肺脏之方，药物为半夏、陈皮、杏仁、云苓、厚朴、紫苏叶（子）、紫菀、黄芩、甘草。对于肺脏本身疾病引起的咳喘，此方为必备，而由其他脏器原因导致的咳嗽，直接使用此方也有一定效用，因为"邪之所凑、其气必虚"。

寒热两条线，错杂在其间。提示我们咳嗽疾病的发生，可能是寒邪所导致，也可能是热邪所导致，还可能是寒热错杂的胆、胃因素所导致。当然，寒热及寒热错杂，也囊括了疾病寒热方面的所有可能，只不过这种可能在咳喘方面表现得最为突出。

寒则青龙甘，热则葶茎门，寒热大小半，咽痒逆咳喘。这段话，告诉了我们咳喘治疗时，该如何加减用药。若是患者咳喘、咳白痰，寒性的因素特别明显，须根据具体情况，从大青龙汤、小青龙汤和苓桂术甘汤中择一方剂，加入基础方中使用；若是患者咳喘、咳黄痰，或干咳无痰，则从苇茎汤、麦门冬汤中择一方剂，加入基础方剂中使用；若是患者寒热不显，或者说寒热错杂，表现出胃、胆病变，则从大柴胡汤、小柴胡汤、半夏泻心汤中择一方剂，加入基础方中使用。若患者有咽痒的情况，则需要根据情况，加入僵蚕、蝉蜕等祛风止痒之药。学习到这个阶段，掌握了止咳效方的基本运用及变化，临床中百分之八十左右的咳嗽，都可以很好地用药治疗，然人力终有穷尽，对于肺癌或者一些特殊因素引起的咳喘，有时候非药物所能解决，需要我们综合加减用药治疗。

喘则枸桃肉，哮则射麻丹，蚧甲麦百合，燥热瓜石防。学会治疗咳嗽，稍微变化一下药物，就可以治疗哮喘。如果患者喘证明显，可以加入枸杞、桃仁、山萸肉等；若是哮证明显，则加入射干、麻黄和牡丹皮等；为了增强哮喘的治疗效果，还可以根据情况加入蛤蚧、鳖甲、麦冬、百合等药物；对燥热明显的患者，加入瓜蒌、石膏等以清热。

我们可以把止咳效方简化为"132"疗法，1是指一个基础方剂，3是指寒方、热方，或者寒热错杂方三个加减方剂，2是指喘证、哮证的专项用药。咳喘哮的"132"疗法，为中医初学者、基层中医师，提供了一个学习中

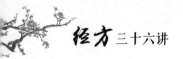

医、应用中医的更佳方法。

临床中，患者的情况可能千变万化，若暂时辨别不出咳嗽的寒热性质，或者患者对药物偏性、敏感性较高时，则用止咳平方，即在基础方剂上加栀子、款冬花、麦冬、炒麦芽、党参、大枣，部分咳嗽患者会出现好转或者痊愈，同时可以进一步观察患者用药后的反应，方便下次加减用药。

2.太阳病第二讲　方药之祖桂枝汤，有何厉害之处？

导读：桂枝汤，是伤寒第一方，具有非常广泛的用途，且这个用途不拘泥于外感疾病，内科疾病也可以使用，而要挖掘桂枝汤内科疾病治疗的适应证，我们就必须认识到桂枝汤实为肺经之方的实质，尤其是肺经所承载的卫外功能，以及营卫气血之间的协调运行。

桂枝汤，是医圣仲景《伤寒论》的第一方，被称为方药之祖，无数人对其解读赞颂，然而临床使用时，很多医生却是心中无底气，究其原因，则是认识不到桂枝汤的功效根源。从"六经三十六方"的角度讲，桂枝汤属于太阳病－肺病体系的肺之经方，主要是调节肺的经络及通路病变。

从太阳－肺这个角度讲，桂枝汤主要是用来治疗肺之经气运行不畅的方子，外感疾病可以导致肺经运行不畅，内在疾病也可以导致肺经运行不畅，这些都是其适应证，所以不能狭隘地认为，桂枝汤只适用于外感发热病。确切地讲，桂枝汤是用来协调人体阴阳二气的平衡的，使阳入于阴，阴阳调和。

桂枝汤的五味药物：桂枝、芍药、生姜、大枣、炙甘草，由辛、酸、甘三性组成，辛酸组合，除了可以调肺经之外，还可以调理肝脏，其中辛是疏散肝气，酸是养肝阴，而甘味药是缓肝之急，三味药物加减变化，就成为养肝之经典方剂。在桂枝汤基础上加龙骨、牡蛎后，其养肝、祛风的功能更加显著，可以治疗情绪疾病及失眠类疾病。

桂枝汤的五味药物，还有"健脾而不滞脾"的作用，当然，这里我们要减少芍药的用量，甚至不用芍药，加用白术、茯苓等；若要不减芍药而发挥出健脾的作用，我们则需适当加入咸味的中药，如麦芽、僵蚕，因为咸酸味药物具有通化的作用，这个观念可以进一步研究。

此处总结一下，桂枝汤有三个作用，一是调肺经，二是养肝脏，三是健脾，可以用来治疗太阳病、厥阴病和太阴病，占据伤寒六经的半壁江山，故称桂枝汤为方药之祖，实不为过。在临床中，桂枝汤除了治疗感冒发热，更多情况下，是用来调和阴阳、养肝、健脾。如治疗糖尿病疾病，使用补中益气汤＋桂枝汤＋白虎汤；而治疗焦虑、失眠，用桂枝龙骨牡蛎汤加减等。

真正明白桂枝汤的主治及药物变化规律，再去读《伤寒论》及品名家桂枝汤医案，就会对这些前人的著作，有更加深刻的认识。

3. 太阳病第三讲　黄芪桂枝五物汤，经脉痹痛的治疗基础方！

导读：提到痹痛，我们想到的原因是风寒湿，多数情况下认为针灸、按摩、刮痧的效果会比较好，但细究其原因，核心仍是我们身体的运行出现了障碍，故而容易为外邪所侵袭。从内治疗，使用中药治疗痹痛，既是中医的一大诊疗方法，也是根本上的治疗之法。

黄芪桂枝五物汤，是太阳肺病体系的第三方，乃是治疗肺之外俞疾病的一个重要方子，主要针对肩背部的酸麻疼痛类疾病，同时，黄芪桂枝五物汤也是内科医生外治痹痛疾病的总纲领，学会此方，治疗筋脉骨肉痹痛疾病，可以起到提纲挈领的作用。

若是我们把所有酸痛麻木类疾病，都归属于痹证范畴，那么其可以分为三大类，即经脉类疾病、血脉类疾病和骨关节类疾病。黄芪桂枝五物汤，就是针对经脉类疾病的一个专用方剂，尤其是肺经经脉所主导的外输通道。

中医认为，人体是一个相互关联的有机整体，脏腑为内—经脉为中—筋脉骨肉为外，内在脏腑及经脉功能的失常，往往会出现外在筋脉骨肉的问题。现代医学也认为，人体脏腑为内、肢体为外，而内外存在着特有关联，如心脏病出现左臂内侧的疼痛、胆囊疾病出现右侧后背疼痛、阑尾炎早期出现上腹部疼痛、胰腺炎出现左侧后背疼痛等。中医根据长期的观察总结，认为人体脏腑与体表，存在五大对应位置关系，其中肺系对应的体表外在位置，就是肩背，术语叫作"俞在肩背"。黄芪桂枝五物汤，就是治疗肺的外俞疾病，即肩背部位的酸麻疼痛问题。

黄芪桂枝五物汤，包括黄芪、桂枝、白芍、生姜、大枣五味药物。

当人体肺气不足，肺经经气不利时，身体对于外邪的抵抗能力就会不足，肺之外俞，即肩背部位，就容易为风寒所侵袭，出现麻木酸痛类疾病，针对性的治疗方剂是黄芪桂枝五物汤。该方剂中的黄芪，补肺脾之气，使肺气充足，灌注肺经，这样，通过补足肺经之气、贯通肺经之路，攻击肩背之邪气，使之外出。当然，若是肩背邪气已经导致了局部炎症损伤，或者比较顽固，我们可以酌加羌活、威灵仙、白芷，甚至乳香、没药等，以改善局部症状，帮助疾病康复。

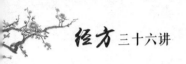

黄芪桂枝五物汤，用于治疗肺之经脉病变导致的俞病，怎么能够成为治疗外病的总纲呢？

这里，我们要知道黄芪桂枝五物汤中有桂枝汤，而桂枝汤具有三种功效，分别是调肺、养肝、健脾，因此加用黄芪调肺以治疗肩背部酸麻疼痛，只是调肺功效的延伸。中医讲，肝之俞在颈项，所以黄芪桂枝五物汤加减变化，如加入葛根、片姜黄等，可以用来治疗颈椎病；脾之俞在脊背，黄芪桂枝五物汤加入葛根芩连汤，可以治疗脊背部的各种不适，尤其是热痛不适；肺与膀胱，同属于医圣仲景的太阳体系，所以黄芪桂枝五物汤加入川断、牛膝、桑寄生等，可以治疗膀胱经的病变，如坐骨神经痛及下肢酸麻等。

人体经脉的酸麻疼痛类病变，主要是在肺经、膀胱经与肝经，而这三大类疾患，都是黄芪桂枝五物汤可以治疗的范围，所以说，黄芪桂枝五物汤，作为内科医生外治痹痛疾病的总纲，是完全合乎医学之理的。

4. 太阳病第四讲　老年人尿频的效方，为何会是五苓散？

导读：伤寒六经太阳系统包括肺与膀胱，其中膀胱为足太阳经，可以抵御外部寒邪之气，其阳气可以化人体水湿之邪气，《黄帝内经》讲"膀胱者，州都之官，津液藏焉，气化则能出矣"，即是此意。膀胱系统包括腑方、经方与俞方，本节主要讨论其腑方五苓散。

五苓散，是太阳系统的膀胱腑腑方，该方的主要功效是温阳利水，兼解表，用以治疗人体膀胱系统阳气不足，或者膀胱系统阳气被郁，同时湿气不化，致水湿之邪气过盛的情况。

传统医学认为，水湿之邪与膀胱经的关系最为密切，同时涉及脾、三焦系统。传统中医和现代医学都认为膀胱是人体储存和排泄尿液的器官，但是中医学还认为，膀胱经可以把人体的水湿化为气，布散周身并代谢出体外，医学术语叫作气化功能。

膀胱与人体肾脏相表里，具有肾脏寒性的特点，同时兼有太阳系统之寒，又受到同名太阳小肠经热力的影响，因此兼有寒热之双重特性，故而膀胱系统是人体的热力系统，或者说温控系统，一方面通过温化祛除人体的寒气，另一方面，又需要寒气来给人体适当降温，故具有寒热平调的双重属性。当膀胱系统的热力不足，就会出现寒性加重，水湿之气滞留于人体的情况，故而出现各种水肿性疾病，中医祛湿的两个重要原则，发汗、利小便，即由此而来。中医祛湿的两大方法，发汗可以温阳驱寒，使湿气随之而出，而利小便，则可以祛除人体湿气，从而恢复膀胱

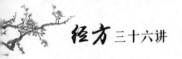

系统本身的温热效应。

严格来讲，膀胱体系包括膀胱本体（膀胱腑）、膀胱经和膀胱俞。膀胱腑，体现的是膀胱的气化功能，专项治疗方剂是五苓散；膀胱经，体现的是膀胱系统的对外防护功能，专项治疗方剂是麻黄汤；膀胱俞，体现的是膀胱功能失常之后的一种郁滞性结果，专项治疗方剂是抵当汤。本节所讲的，就是如何通过五苓散来调节膀胱腑，达到祛除人体湿气的目的。

膀胱腑温化水湿不利，主要会出现小便不利的情况，同时还会出现口中水湿、唾液偏多，但是却感觉口渴，究其原因，是膀胱腑不能把这些水湿之气运送到身体的各个脏腑，导致身体脏腑相对性缺水。故而小便不利＋口干而有唾液，是膀胱腑疾病的一种特有表现形式。

膀胱腑功能失常，还可能会出现小便颜色混浊、小便频数，甚至遗尿；还可能热移小肠，出现恶心的水逆症状；并可能出现阴茎、阴囊肿大及男性举之不坚的情况。当然，膀胱腑功能失常，加之心、脾、肾等功能失常，还会出现各种水肿类疾病。

对于膀胱腑功能失常导致的体内水湿异常、小便问题、水肿问题，都可以使用五苓散方剂来治疗，有了治疗靶点及治疗方剂，就会感觉中医学习及用药从复杂变得简单。

明白了原理，我们再来看五苓散的药物组成，就会恍然大悟，惊叹古人制方之严谨。五苓散包括"茯苓、猪苓、白术、泽泻、桂枝"五味药物，组成了"铁三角＋养根基"的治水模式。茯苓、猪苓祛除太阴肺（脾）之水湿、白术健脾（小肠）以祛水湿、泽泻从肾（三焦）以通水湿，而桂枝，则治疗膀胱腑，增加膀胱腑的温化之力。至于与之同类的苓桂术甘汤、苓甘五味姜辛汤、真武汤、猪苓汤，则是根据水湿、寒邪的轻重，以及侧重脏腑的不同，加减变化成方而已。

5. 太阳病第五讲　麻黄汤可以治疗杂病，你知道吗？

导读：众所周知，麻黄汤是治疗外感疾病的重要方剂，尤其是治疗外感寒邪的针对性方剂，那么麻黄汤可以治疗内在疾病吗？要解答这个问题，我们就必须更加深入地去了解膀胱经，了解麻黄汤之方义。

麻黄汤，是太阳膀胱系统的第二方，是针对膀胱经病而设立的方剂，主要治疗太阳膀胱经的卫外功能失常所导致的疾病，如我们最常见的风寒感冒。麻黄汤包括四味药物，性味归经各有不同特点。

麻黄汤

麻黄　味苦　性温

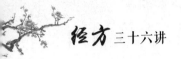

桂枝　味辛　性温

杏仁　味甘、苦　性温

甘草　味甘　性平

麻黄汤这个方剂是偏于温性的，自然用于治疗寒性疾病，这一点，符合太阳膀胱经的功能属性，即以温热之力，驱寒邪外出。而麻黄汤的四个药物组成，也很有其特点。

（1）麻黄

对生活留心的朋友，大概知道，苦味的药物，往往具有泄热的作用，而麻黄苦、温一体，具有驱寒及泻热的功效，这符合感冒之后发热、恶寒的疾病治疗特性，《神农本草经》及后世的本草书籍，称其祛寒热之气。发表祛寒、发汗祛热，这是麻黄的基本功效，也是我们经常用到的功效，当然，麻黄以苦味为主，发表作用并不是太强。

大部分医家认为麻黄味苦，但黄元御在《长沙药解》中则认为其味苦、辛，若是麻黄兼有辛味，那么就具有了较强的发表作用。笔者在这里认为，麻黄即使有辛味，也较为微弱，这也是其须配合桂枝使用的原因所在。

通常来讲，麻黄苦，可以走心经、脾经及肾经，但是从临床的角度讲，其性温，可以发挥出通心经血脉的功效，即可以温通、温散血脉，这也是《神农本草经》中讲的"破癥坚积聚"。

麻黄具有两大功效，祛寒热、消癥积。曾经有一位中医老师讲，感冒之后，服用阿司匹林类的发汗药可以，服用麻黄汤也可以，为什么还要用麻黄汤呢？因为麻黄汤治疗感冒，不留后遗症，可以不留余邪，不让肿块结节类疾病在体内发生，是有一定道理的。从现代西医学的角度讲，心梗、脑梗，甚至高血脂等患者，需要服用阿司匹林防止血小板聚集，防止出现梗死性疾病，也有化癥积的意思在其中，只不过阿司匹林片不具有中药的加减变化性，麻黄汤又被称为还魂汤，原因就在于此。

现代科学熏陶下成长起来的中医师，往往追求相对客观化的逻辑推理，综合各个方面的信息，结合临床实践，我们可以知道麻黄入膀胱经、肺经，同时可以入心经。从脏腑关系看，心与小肠为表里，麻黄入心与小肠，从化于膀胱经，故具有调整膀胱经功能的作用。

（2）桂枝

关于桂枝的功效，我们无须多讲，总结一下就可以，其具有发散之意，可以入肺、膀胱经等多条经络。在麻黄汤中，主要是协助麻黄，发汗以驱寒邪外出，同时，桂枝的辛温之性可以通人体经脉关节，以散风寒、祛湿。

（3）杏仁

杏仁，又叫作苦杏仁，但是水浸泡之后，苦去而显甘味，故杏仁苦、甘，是符合杏仁性味的。在生活中，很多朋友知道杏仁可以止咳平喘，但是不知道其作用机制，这与杏仁"苦以泻下、甘以缓急"的功效有关。苦味药物，具有燥湿的功效，故杏仁在三仁汤中，作为一个祛湿的药物使用；另外，就是杏仁苦温，具有化瘀通滞方面的作用，部分医学著作中有所论述。杏仁在麻黄汤中，一是可以增加麻黄之功效；二是能够止咳平喘以调肺，并防止桂枝过于升散；第三个关键作用，是杏仁可以化瘀以治血，对于膀胱经来说，这是一个非常重要的作用，后面在膀胱俞病中，我们会讲到。

（4）甘草

甘草此药，学习中医者，无不熟知，甘可以补益、平可以入肺，故可以调理补益人体五脏六腑，同时还具有缓急之性，调和诸药。麻黄汤中，甘草在调和诸药的同时，适当补益肺脾。

总结麻黄汤四味药物，我们可以这样认为，麻黄温通膀胱经系统，驱寒外出；桂枝助麻黄之力，以祛除寒邪，并调肺经；杏仁既助麻黄之功，又防止气逆肺伤，还能够祛除膀胱经之瘀堵；甘草调和诸药；四药合力，以达到调理膀胱经的目的。

这里，我们需要注意一点，麻黄汤可以调理膀胱经，治疗膀胱经经病，同时其有祛寒、化瘀作用，加减用于治疗"膀胱腑及膀胱俞"方剂中，可以起到增效的作用。

6. 太阳病第六讲　无名急躁发狂，可以试用抵当汤！

导读：每个脏腑都有自己的俞部，即精气外输于体表的部位，或者说脏腑功能失常后，易于在体表相应部位出现不舒服的感觉，以及相关联的症状，如心梗之后，可以见到左臂内侧疼痛，并可能有濒死感等。膀胱的俞部在哪里？我们该如何选方用药？这是本节讨论的内容。

生活在水边，或者在野外玩水的朋友，可能会有被水蛭（蚂蟥）叮咬的经历，这个场面有些恐怖。这里面的水蛭（蚂蟥），又叫作抵当，以它为核心药物组成的一个药方，就叫抵当汤，是太阳病体系－膀胱系统的俞方。

以太阳膀胱为核心，有三个方剂，一是治疗膀胱腑病的五苓散，二是治疗膀胱经病的麻黄汤，三是治疗膀胱俞病的抵当汤。若是以我们的铁路系统作为比喻，五苓散是大型火车站的管理者，麻黄汤是铁路网的维修者，而抵当汤，则是铁路物流关联行业的协调者。人体的膀胱系统，当其外在的输出系统受到影响，即出现瘀血郁热，就会导致某些部位及系统出现特殊的症状，如小腹部的硬满、小便痛苦、情绪易于烦躁等。

抵当汤，如果仅仅是能够治疗膀胱俞的少腹硬满、小便痛苦，绝对不能算是奇方，神奇之处，在于其对血管系

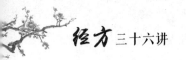

统、精神系统的治疗作用。

《伤寒论》中讲"太阳病欲解时，从巳至未上"，而这个时间段，正是膀胱经、肾经、心包经所主时，可以预见，膀胱系统，会影响到人体的心包，即神经精神系统的调节功能。膀胱瘀血症，又叫作膀胱蓄血症，中医认为是下焦瘀热，这也符合心包与三焦相表里的医学理论。所以，膀胱蓄血症，除了出现膀胱俞的少腹硬满、小便异常情况，还会出现心包经、三焦经的功能异常，即精神、血运问题。另外，太阳膀胱经，在人体头部区域，颅内位置，均有分布，这也是其对于大脑功能影响的重要依据。

我们读抵当汤的医案，基本是分为两大类，一类是对于精神系统的调节治疗作用，治疗合并膀胱疾病的情绪烦躁不安，以及慢性膀胱经功能失常的健忘之症；另外一类，就是血管瘤、少腹肿块类疾病等。临床中，对于一些易于烦躁、健忘类疾病，以及头部血管瘤、少腹肿块类疾病，如果其兼有膀胱系统的功能异常，提示有瘀血证，就可以试用抵当汤治疗。曾有医案讲，使用抵当汤治疗脑血管瘤，服用三个月，血管瘤复查，完全消失。

抵当汤的使用，目前主要是用散剂装胶囊使用，一是慢病缓治，二是减少其可能出现的副作用。

二、太阴病体系

1. 太阴病第一讲　方剂中的王者之道，四君子汤！

导读：太阴病系统，包括脾系统与小肠系统，这里面涉及一个重要概念，就是脾的准确定位及功能。中医虚化论，认为脾非实体，而是一种功能体，包括消化吸收功能，事实是这样吗？带着这个疑问，让我们进入本节的讲解。

提到西医的脾脏，大家都知道其功能与人体免疫能力有关，同时可以储存血液、过滤血液，并具有一定的造血能力。中医学则认为，脾脏的功能是主运化、升清与统血。

从对照的关系看，脾主统血，与西医的脾脏储存血液、过滤血液相一致；而脾主升清，与西医脾的免疫功能有联系；唯独脾主运化水谷、水液，即脾具有的消化吸收功能，与现代西医脾的功能有差异。

医圣仲景讲"阴阳会通"，告诉我们脾脏通于小肠，二者功能处于一个大体系内，这就是太阴体系，故中医讲脾具有的消化功能，实际上是小肠的功能。长期以来，因为缺乏"五脏穿凿论"及"阴阳会通"理论解读，使中医的脾功能与小肠功能相混淆，从而导致很多中医从道者也进入误区，以至于见错不错、见怪不怪，反而为中医虚化论沾沾自喜。这里，我们做出强调说明，中西医的脾脏功能是一致的；脾脏和小肠的功能是不同的；脾脏和小肠功能，二者可以相互影响。

太阴脾脏的第一方，即脾脏方是四君子汤，原因有两点。第一，太阴脾脏体系的用药特点，是甘补、辛通、苦祛湿，且宜使用温药；第二，甘味药物对于胃有壅滞作用，因此要适当使用淡渗之品，这是脾系统方剂的组方原则。在中医众多的方剂中，四君子汤独占鳌头，用来健脾益气，正是因为其符合了补养脾脏的原则。

四君子汤

人参　味甘　性偏温

白术　味苦、甘　性温

茯苓　味淡、甘　性平

甘草　味甘　性平

从四君子汤的组成看，人参以甘味补脾、健脾为要；苦味白术适当祛湿，防止甘味药物的偏性；同时茯苓自有的淡甘之性，可以防止方剂对于胃的壅滞作用；甘草调和补益，不必多说。

中医讲脾脏具有统血及升清功能，即对于血液的过滤作用，对于人体免疫能力的调节作用，在过去缺乏相关设备的情况下，这些都是很难感知的，且很难用明确的标准去衡量，只有病久失调，出现了症状，我们才得以知道。如有些女性朋友出现了面部及身体皮肤发黄、没有光泽；有些朋友出现了牙龈的出血、鼻子出血；有些朋友出现了贫血；有些朋友出现容易过敏，甚至得了免疫性疾病等，我们才知道脾系统出现了问题。

综合来看，对于脾脏的调理，四君子汤要早用及常用。第一，当皮肤开始出现发黄、无光泽，同时通过舌脉，判断是脾虚时，就可以加减使用四君子汤了。第二，当患者症状不明显，但检查、检验发现脾脏功能失常时，也可以使用四君子汤开始调理，这是一种特殊形式的中西医结合；第三，四君子汤的治疗特点，是日用而不见其功，但身体内部却会逐渐在调整、改善，因此调理脾脏时四君子汤须常用。

在使用四君子汤的过程中，医生可以根据患者的实际病症，加减使用，而不必拘泥。四君子汤加减的原则，就是我们前面讲的脾脏调理方法，如四君子汤加辛味药物陈皮，就演变成了异功散；再加入可以多用的半夏，就成了六君子汤；再适当变化，就是调补女性月经及不孕问题的核心方剂。

四君子汤为王，非是自封，而是源于其默默努力、日久见功的"道"之精神。

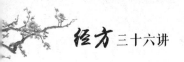

2.太阴病第二讲　治疗女性漏尿常用的补中益气汤，究竟有何奥秘？

导读：补中益气汤，可以治疗女性的漏尿问题，已经成为了业内共识，并不断在实践中得到证实，笔者也经常使用该方剂治疗女性漏尿，效果显著。补中益气汤，除了可以治疗女性漏尿，还可以治疗其他疾病吗？其蕴含什么样的秘密呢？在本节中，我们通过四个疑问来解答这个问题。

补中益气汤，乃中医名方之一，出自著名医家李东垣的《脾胃论》，该方的主要作用是补充人体中气，能够治疗中气不足，以及由中气不足导致的内脏下垂类疾病。

何谓中气？或者说中气的实质是什么？这是我们理解补中益气汤的一个前提。

中医学体系把人体脏腑功能的整体表现状态，分为三种，分别是保护人体的卫气、营养人体的营气，以及调控人体的元气。元气，作为人体的根本，通过五脏六腑而起作用，其功能表现在脾为中气，表现在心包为宗气，表现在胃腑则为胃气，故中气、宗气与胃气，名字虽不一样，但实质都是人体元气的表现形式。

中气，作为人体元气的一种表现形式，主要存在于太阴脾系统，其功能是维持人体脾肺功能的正常运行，尤其脾经经气的正常循行。若是人体中气不足，第一会出现疲乏无力、精神不振的情况，甚至出现免疫异常的发热；第二会出现胃肠道功能异常，如胃肠功能减弱，胃肠下垂，包括脾虚腹泻等；第三会出现与肺相关的一些虚性疾病，如漏尿、子宫脱垂、脱肛等。

故而，我们得出结论，中气是人体元气在太阴脾系统的代表，归属于人体脾经，与脾肺的功能有关。

人体中气，我们如何补？

中医认为脾胃为人体的后天之本，肾脏为人体的先天之本；后天有亏，迟迟不得恢复，就会耗损先天之精气，即元气；而先天之亏，可以通过后天脾胃来慢补，即补中气以实元气。

中气实为脾气，中医上下几千年，产生了无数健脾补气的名方验方，但大浪淘沙之后，补中益气汤独领风骚，受到很多体质虚弱人群的喜爱。

补中益气汤，玄妙在何处？

补中益气汤

黄芪　党参　白术

升麻　柴胡

当归　陈皮

炙甘草

补中益气汤的八味药物，我们按重要程度，可以分为四组，四组药物各有其作用靶点，协调起来，发挥出补益人体中气的作用。

第一组药物：黄芪、党参、白术，按照我们太阴第一方的分析思路，主要是补太阴之脾脏，并兼补肺气，即补中气之根基。

第二组药物：升麻、柴胡，从药物作用方面分析，主要是引经之药物，确保我们的脾脏之气，可以走行于脾经之中，从而发挥出真正的补中作用。故中药学讲"升阳气于至阴（脾经、至阴穴）之下，故名升麻"，而柴胡疏肝理气，有贯通中气与元气通道的意思。

第三组药物：当归、陈皮，养血而中守、理中气下水谷，协同共调人体中气，达到补血以养气、理气以顺气的目的。

第四组药物：炙甘草，为药中"国老"，一是补，二是调和诸药。

东垣老人的补中益气汤，虽只有八味药物，然而却制方精奇，考虑到调补中气的方方面面，非常周全，其能够成为方剂中之经典，自然也是水到渠成。

补中气，还需要注意什么？

本节开头，我们讲了人体元气包括中气、宗气、胃气三部分，故遇到虚弱疲乏类疾病，并非都是中气不足，也可能是宗气虚的神经调节类问题，还可能是胃气虚的燥热性问题，需要认真分清，仔细选择方剂，必要时，可以合方使用。

补中气，我们要适当注意养人体之阴，以达到阴阳双补的目的；同时根据人体实际情况，控制补中益气汤药量，防止补之太过，或者虚不受补。

回到题目，补中益气汤之所以能够治疗众多虚损类疾病，尤其是肺脾气虚导致的女性漏尿，原因在于补中益气汤通过肺脾同补，解决了中气虚的问题，从而使气机升降恢复正常，故而漏尿症状可以得到控制。

3. 太阴病第三讲　小建中汤，有何神奇之处，可以复建人体中气体系？

导读：中医方剂体系内，温补的方子有很多，但是经典的温补方剂，非"建中汤"莫属。建中汤，以"小建中汤、大建中汤"为核心，还有"黄芪建中汤、当归建中汤"等加减方剂，共同构建起了建中汤体系。"中"者中气，"建"者建立，建中汤，是如何复建人体中气体系呢？围绕这个问题，本节展开相关的讨论。

中医知识体系博大精深、内容浩如烟海，但是其学习，却有路可循，其中最为重要的一个学习原则，就是

"以方测证、以症识病、方证病合一"。详细来说，是通过分析方剂的核心功效，来获得其治疗疾病的证型，并通过患者的症状，来确定其病变的脏腑经俞，从而把方、证、病三者合而为一，达到认识疾病的本质、构建疾病诊疗体系之目的。学习建中汤，我们就要牢牢掌握这个疾病诊治的原则，从而真正认识建中汤。

建中汤，奇在何处？又如何化奇为常？

建中汤为温补奇方，原因在于其温补效果极佳，但对其温补途径及靶向脏腑组织的认识，却不甚明了。对于建中汤的解读，历代医家留下了很多资料，但能触及建中汤真意者极少，唯独经方大家黄煌，对于建中汤的认识，相对接近核心机制。

经方大家黄煌，在讲到小建中汤时，认为其不是治疗某一个病的方剂，而是治疗某一种特殊体质的方剂，其可以改善人体这种"虚"的体质，从而使人体强壮起来，即小建中汤不是治疗"人的病"，而是治疗"病的人"。简单来说，建中汤是让人体瘫痪的中气系统，重新运转起来，建立功能正常的中气系统。

以方测证，小建中汤主要治疗腹部虚劳冷痛证；以症测病，腹部冷痛症状，与小肠关系较为密切，同时涉及脾脏，因为脾会通于小肠；结合历代医家认知，方、证、病合一，我们大致可以知道，小建中汤，是治疗太阴病－脾病体系－脾俞的方剂。

穿凿会通理论体系告诉我们，脾脏与小肠为相通之脏腑，脾脏的外在输出区域，借助于自身及小肠之经络，而分布于腹部。故而当脾脏虚弱之后，其营养及精微物质不能到达腹部区域，就会出现一系列虚冷的相关症状。明白了建中汤之本意，知道了应用要点，我们就能把建中汤"化奇为常"，使神秘归于标准。

建中汤，尤其是小建中汤，我们使用时要把握哪些要点？

首先，我们明确一点，建中汤，尤其是小建中汤，主要治疗脾虚腹痛类疾病，主要症状特点是腹部冷痛，并且多数是慢性疼痛，在受凉及进食刺激性食物后会突然加重；其次，可能会伴有脾胃虚弱的症状，如周身乏力、吃饭不好、消化不强等；第三，会出现相关联脏腑的不适症状，如阳明体系胃的胀满、打嗝，少阳体系心的心慌不适、胸闷不舒，厥阴体系肝的急躁易怒，或者太阳体系的四肢酸痛、体虚咳嗽等。

建中汤，尤其是小建中汤，为什么可以治疗如此多的疾病？原因就在于其组成成分为"桂枝汤＋饴糖"。桂枝汤，我们前面讲过，其可以调肺、养肝及健脾，此处加入专入脾俞的饴糖，加重芍药的用量，就偏重发挥出治疗脾脏俞病的作用，并且仍可以治疗肺、肝引起的众多疾病。

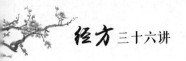

经方大师黄煌经常把小建中汤看作是治疗肝脏疾病的方剂，原因就在于此。

大、小建中汤的药物组成，差别还是比较大的，但是其共同的药物成分，且是核心的药物，就是饴糖。

小建中汤

桂枝、芍药、生姜、大枣

饴糖

大建中汤

蜀椒、干姜、人参

饴糖

从大、小建中汤的药物组成分析，大建中汤针对的是脾俞的阳气不足、寒邪内生，故温脾脏、补脾经，并以饴糖养脾俞，从而治疗腹部具有冷痛特点的一类阴寒性疾病；小建中汤，治疗的脾俞之病，则是寒性不重，以阴阳寒热失常为主要问题，且兼有肝脏调节的失常，故方剂中讲缓急止痛。

饴糖，简单讲解，其味甘、性温，具有建中补脾止渴，且补虚养血的作用，可补肺、脾、肝三脏之虚，与桂枝汤配合，可以构建人体中气的外输系统，可谓奇绝。

4. 太阴病第四讲　慢性腹泻，可用四通方！

导读：慢性腹泻，是困扰很多朋友的一种疾病，也是造成人体脏腑虚损，尤其是脾胃虚弱的重要原因。今天，我们通过医圣仲景"六经三十六方"的太阴病第四方，即小肠腑方四通汤，来认识一下慢性腹泻的大致治疗思路，尤其是脾虚小肠腹泻的具体治疗方法。

曾经一个患者问我说："周医生，我腹泻好几年了，各种止泻药物都吃过，效果不好，前段时间胃胀，吃了健胃消食的药物，拉肚子竟然好了，这是怎么回事？"究其原因，在于腹泻有很多类型，每一种类型，都有不同的治疗方法。

从传统医学的角度看，腹泻主要有三种类型，即小肠泻、大肠泻和免疫代谢性腹泻，其中小肠泻属于太阴病腹泻、大肠泻属于厥阴病腹泻、免疫代谢性腹泻则属于少阴腹泻。

什么是小肠泻？为何归属于太阴病？

小肠，是人体进行消化吸收的重要场所，其可以智能处理进入人体的食物，把精微物质吸收，提供给人体做营养使用，同时把食物残渣，进一步推送到大肠，并最终排出体外，中医形象地称这种功能为泌别清浊。

当小肠的消化吸收功能出现障碍，就会有消化不良的情况发生，表现为腹部胀满不适、打嗝嗳气、肠鸣腹泻等症状。故而腹泻，只是小肠消化不良的一种表现形式，我

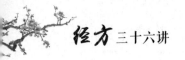

们可以把这种腹泻，称为小肠泻。

从穿凿会通"六经三十六方"图中，我们可以看到，太阴病体系，包括脾脏和小肠两个脏器，因此小肠泻，属于太阴病体系，被称为太阴腹泻，故而《伤寒论》太阴病提纲讲："太阴之为病，腹满而吐，食不下，自利益甚，时腹自痛，若下之，必胸下结硬。"

治疗小肠腹泻，核心是健脾还是消食？

小肠作为人体消化系统的重要器官，其主要功能是消化吸收食物。从中医的角度讲，小肠的功能具有四个层面的意义。

第一，消导为根基。小肠之腑，泌别清浊，接受从胃腐熟之后的食物，然后把这些食物以一定的方式及速度消化掉，如果消化不掉，则必然为病，故消化疏导，是小肠基本的功能属性。所以治疗小肠疾病，我们不可能离开具有消食导滞的药物，这也是"健胃消食可以治疗腹泻"的原因所在。

第二，益气温阳为关键。从经络属性看，小肠属于手太阳小肠经，其功能的正常发挥，需要一定的热度，这样才能保证消化吸收的正常进行。我们看到很多朋友受凉后腹痛腹泻，就是因为小肠经的阳气不足，故而出现不耐寒凉的情形。

第三，清热常见奇效。小肠经为阳经之脏腑，若为食物郁热所扰，或兼加邪热，也可能导致慢性腹泻难以痊愈，这时候适当使用一些清热养阴祛火的药物，如黄芩、黄连、葛根等，往往可以收到奇效。

第四，健脾祛湿为必须。从仲景"六经三十六方"功能图中，我们可以看到，小肠与脾脏功能互通，故而小肠的功能失常，必然会耗损脾脏之气；而脾虚有湿，亦会影响小肠之功能。故而，无论从哪个角度讲，健脾祛湿，都是治疗小肠腹泻的必须，只不过是用药权重有所差别而已。

小肠，作为胃与大肠的衔接脏器，功能失常之后的治疗，往往很难独善其身，大部分情况下，需要兼加用药。如小肠兼有胃部的功能异常，见胃痛胃满、泛酸嗳气等，则需要小肠与胃同治，使用保和丸加减；但小肠兼加大肠功能失常，腹泻间断出现，泻下急迫，则需要小肠与大肠同治，使用枳实导滞丸加减；另外，我们治疗小肠问题，部分情况下，还需要适当兼顾疏肝利胆。

总结小肠腑之功能及治疗策略，我们治疗小肠之病，或者说小肠腹泻，一定是兼顾四脏腑，即"小肠、胃、大肠与胆"，做到四者皆通，谓之四通方。关于小肠腹泻，我们不能拘泥于过去的健脾祛湿，而是要根据人体小肠脏腑的功能特点，在四通汤的基础上，精准选择用药。

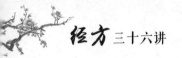

5. 太阴病第五讲　补人体阳气，四逆为何归属小肠？

导读：在中医经典方剂中，四逆汤，无疑非常具有代表性，四逆汤、四逆散、当归四逆汤，均有四逆一词，有何关联？在穿凿会通理论体系中，把四逆汤列为太阴病体系的小肠经方，有何说法？本节或许会给出你要的答案。

四逆，具有什么样的含义？为何会归于小肠？

当某一个人出现手脚冰冷，冬天难以暖热手脚时，我们可以称之为四肢逆冷，即四逆之证。

所谓四逆，指的是人体精微物质生成障碍，或不能顺利地达到四肢末端，从而出现手脚冰凉的现象。这里的精微物质，主要是指脾脏（脾与小肠相通）的精微物质，更加精准地讲，是小肠经影响了精微物质的生成及运输，从而出现四逆之证。

传统医学讲脾主四肢，但实际上，所有末梢系统的精微物质供应障碍，出现了冷痛的现象，都与脾、小肠有着密切的关系，如腹部的冷痛等。这里需要指出，脾脏、小肠精微物质不能到达末梢所导致的冷凉现象，与太阳膀胱经阳气虚损的冷凉，是不一样的。

小肠经方四逆汤，具有什么样的功效？

四逆汤，为中医经典名方，包括附子、干姜、甘草三味药物，为温通小肠经的专用方剂，可以治疗腹中冷痛、四肢逆冷的阳虚寒滞之证。四逆汤药味简单，但非常精炼。

附子辛甘大热，为脾、小肠经的效用中药，并可走全身多脏腑经络，可以温脾散寒，破各种寒湿之滞，包括关节内寒气。

干姜辛温，作用亦是温中散寒，但是偏于走胃肠系统，对肺系之寒邪，亦有一定作用。

甘草甘平，益肺脾之气，且可和中解毒、调和诸药，并缓附子、干姜之过辛之性。

四逆汤，简简单单的三味药物，体现的是药精而效专的用药思路，可以解决人体小肠经阳气不足，导致的四肢及腹部冷痛问题。

四逆之证，症状相同，机制可能迥异，若是不能仔细分辨，则会谬以千里，补而为害。若是人体阳气充足，但阳气运行出现了郁滞，这种四肢怕冷的情况，就不能使用四逆汤了，而是要用四逆散来疏散郁滞，即"散郁结、复四逆"。若是人体阳气充足，也没有郁滞，但由于血虚不运及不和，导致的四肢怕冷，就要用到当归四逆汤了，通过养血通脉而复阳。

总结，四逆之证，乃是精微物质运行障碍，或者说血脉运行障碍。若内在阳气根基受损，用四逆汤；外在运行

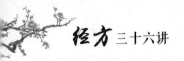

郁滞，用四逆散；中间血虚失运，用当归四逆汤。四逆之证，你懂了吗？

6. 太阴病第六讲　顽固性腹泻、喘证、腰背痛，不妨试试葛根芩连汤！

导读：中医方剂浩如烟海，其中不乏一些奇方及效方，能够治疗顽固性疾病及疑难杂症，但反观这些方剂的组成，药味却很简单。要使用简单的经典方剂，治疗顽固性疾病，就必须明白其道理所在，葛根芩连汤作为太阴病体系小肠之俞方，就是如此。

顾名思义，葛根芩连汤的主药是葛根，加上黄芩、黄连与甘草，共四味药物。从药物组成上看，黄芩、黄连的大致功效是祛火，但是由于葛根这味药物的奇特之性，使其可以治疗三种顽固性疾病，即腹泻、喘证和脊背痛。

葛根芩连汤，究竟属于哪一脏？

我们翻开历代医家的医案，发现葛根芩连汤用来治疗一些顽固性腹泻效果特别好，同时还是治疗喘证的有效方剂。葛根芩连汤究竟是通过什么样的途径起到治疗作用？或者说是哪个脏腑的治疗方剂呢？

纵观历代医家的医案，基本可以肯定，葛根芩连汤治疗的腹泻，基本是小肠问题导致的腹泻，即小肠火热所致的腹泻。小肠火热腹泻的特点，往往是吃辛辣刺激或不易消化性食物时，容易腹泻，腹泻之后，一切恢复正常。由此我们可以肯定，葛根芩连汤，应该归属于小肠系统。

从"穿凿会通"理论架构图看，小肠系统包括小肠腑、小肠经和小肠俞。其中小肠腑的功效是消化吸收，对应方剂是四通方；小肠经的主要功能是温通，对应方剂是四逆汤；而小肠俞，则可能被小肠火热所影响，对应方剂就是葛根芩连汤。故而葛根芩连汤乃是小肠俞方。

葛根芩连汤，如何治疗腹泻、喘证、脊背痛？

关于葛根芩连汤治疗小肠火热腹泻的案例，临床中有很多，不需多言，笔者就曾经使用该方剂加减，治愈多例慢性腹泻。我们要探索的，是其为何能够治疗喘证及脊背痛？

我们知道，喘证分为三种类型，一种是肺病引起的气喘，一种是心脏疾病引起的气喘，还有一种是中气失调引起的气喘，小肠火热会导致中气失调，出现喘证。

脏腑、经络、俞部，是"穿凿会通"理论体系的三个重要概念，也是医圣仲景在《伤寒论》原序中讲的"人禀五常，以有五脏，经络府俞，阴阳会通"。若是以脏腑比喻铁路枢纽，那么由此发出的铁路网就是经络，而沿途城市及目的地，就是腑俞。葛根芩连汤就是调整小肠腑俞的方剂。

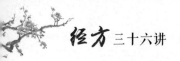

葛根芩连汤，就是通过清除小肠腑俞之火热，来达到调整人体中气，进而治疗喘证的目的。中医讲"脾之俞在脊背"，所以很多消化不好的朋友，或者进食不易消化食物的朋友，往往会出现脊背部位酸痛不适，甚至疼痛，这就是小肠火热的原因。故而，使用葛根芩连汤，可以治疗小肠火热导致的脊背疼痛。

明其理，则懂其用，临床中，当你遇到顽固性的腹泻、不一样的喘证，或者不可思议的脊背酸痛，在确定是小肠火热的情况下，不妨一试经典名方葛根芩连汤。

三、少阳病体系

1. 少阳病第一讲　开开心心调心脏，就是开心汤！

导读：少阳病，包括心病体系和胆病体系，其中心病体系三个基础方，胆病体系三个基础方。本节介绍心病体系的基础方，即少阳病体系之心脏脏方——开心汤（瓜蒌薤白半夏汤化裁方）。

对于心脏疾病的治疗，现代医学已经有了很多的手段，其中包括急性心梗的介入治疗，然而对于心衰，尤其是慢性心衰，现代医学仍然缺乏特别有效的治疗手段，往往采用众多药物的联合治疗，但效果不尽如人意，仍然不能解决患者的心脏异常症状，如心慌、乏力等。

　　首先我们分析一个案例，来对开心汤有一个初步的认识。一位非常慈祥的长辈，突发心脏问题住院，心脏血管造影提示多处狭窄，部分已经达到了 75% 左右，患者拒绝放心脏支架，选择了保守治疗。平时要口服六种药物，包括阿司匹林、阿托伐他汀片、硝苯地平缓释片、曲美他嗪等，但是仍然不能解决心慌和乏力的症状，同时还有心脏说不出来的难受。出于对笔者的信任，笔者给她使用了开心汤治疗，服用一周，整个不舒服的症状就好转了，但是出于安全，西药并没有立即停掉，而是逐步减少，仅保留了阿司匹林片和阿托伐他汀片。这个案例就是中西医结合，既发挥出西医的检查和治疗优势，又充分使用了中药对于心脏本身功能的强化和调节作用。

　　心脏疾病的三个方剂，分别为心脏的脏方开心汤、心脏的经方乌头赤石脂丸，以及心脏的俞方酸枣仁汤。其中心脏的脏方开心汤，主要是治疗心脏本体的功能失常，换句话说，是以心功能的慢性衰竭为治疗要点。开心汤是以名老中医治疗心脏疾病的经验方剂为底方，结合心脏疾病的特点，逐渐融合而成。

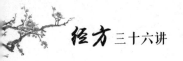

开心汤

开心汤中瓜蒌半，

四物丹红与降香；

补中理中四逆方，

僵蚕麦芽咸酸化。

从开心汤的方歌中，我们可以看到，开心汤的主要药物，是瓜蒌、薤白和半夏；第二梯队的药物，是四物汤（熟地黄、当归、赤芍、川芎），丹参、红花与降香；第三梯队，属于加减方，根据患者的情况，配入补中益气汤或者理中汤等；第四梯队，或者说使药，用了僵蚕和麦芽，用来通心脏脏腑之气机。

对于开心汤的运用，尤其是第三梯队，笔者目前使用最多的是补中益气汤，效果也比较理想。当然，因为诊疗患者数量的局限性，还需要更多的朋友，根据临床情况，积累更多的诊疗经验。笔者在诊疗疾病时，使用汤药，基本上在 16 味左右，因此会根据患者的整体情况，进行药物的适当增减。

心脏疾病，既是临床中的急危重症，也是慢性化的疾病之一。在心脏疾病的危险阶段，可以通过西医来进行急救，尤其是急性心梗，我们不要排斥西医的治疗手段。在心脏疾病慢性化的过程中，目前西医的诊疗手段是有限的，中医在这方面则占据重要优势。目前，中西医结合，在不同阶段，使用不同的治疗方法，心脏病患者可以获得最大的益处。

通过中医药，通过开心汤治疗心脏病，要把握三个要点，第一，提倡中医尽早介入，服用开心汤，来提高心脏本身的功能。第二，建议着眼整体、综合用药。对于慢性心衰，通过开心汤，使心脏功能更上一个台阶，心脏功能的恢复，心主血脉功能的恢复，可以使身体其他脏腑获益。第三，通过开心汤，使心脏病患者摆脱众多西药的绵延不离，减少西药药物的副作用，尤其是其对生殖功能的影响。

心脏病，尤其是慢性心脏病，严重影响了广大病友的生活质量，因此改变以往的治疗策略，通过开心汤来恢复心脏功能显得至关重要，这样心脏病友的生活才能开开心心。

2.少阳病第二讲　心脏病介入之后，背痛不适，为何乌头赤石脂丸能轻松解决？

导读：心脏介入的快速发展及普及，挽救了很多悬崖峭壁边缘的生命，但置入人体的支架，需要长期服用抗凝药物等来维护，也给患者带来了诸多的不便和安全隐患。要想不放心脏支架，或者心脏支架后维护好心脏功能，则需中医药的尽早参与。本节我们分享一个治疗心脏疾病的

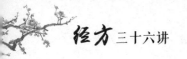

专用方剂——乌头赤石脂丸。

　　一位冠心病患者，半年前心脏病发作，心脏造影显示有血管狭窄，于是置入了 2 枚支架，之后规范服用心脏病药物。药物治疗效果还可以，偶尔有劳累后心脏病发作，但患者却逐渐出现背部隐痛不适，且逐渐加重，甚至影响了休息。患者背部隐痛不适，各种检查却没有见到明显问题，胸椎磁共振也是正常的，吃了一些药物，效果并不理想，于是找到笔者，想吃中药治疗。结合患者的情况，笔者就给患者开了乌头赤石脂丸的中药颗粒剂，让患者装胶囊吃。患者服用药物 5 天时，背痛就明显好转，一周的药物吃完，背痛未再发作。

　　笔者治疗不少背部隐痛的患者，有的从清小肠火入手治疗，有的从健脾消食入手治疗，还有的从活血化瘀入手治疗，但本例患者，则是从温阳祛寒的角度入手治疗，用了乌头赤石脂丸而获效。同样是背痛，且排除了胸椎病变的原因，为什么治疗用药不同，却都有效果呢？

　　治疗疾病，我们必须要先明其机制，然后用药才能获效，背痛就是如此。从中医的角度讲，脊背疼痛归属于太阴系统的脾－小肠，故而《黄帝内经》中提出"脾，俞在脊背"。中医认为，心脏与小肠相表里，心脏为君火，阳热可以为小肠－脾系统提供热力，故而心脏阳热系统出现问题，也可能出现脊背部位疼痛，故《黄帝内经》讲"寒气客于背俞之脉，则血脉泣，脉泣则血虚，血虚则痛，其俞注于心，则相引而痛"。

明白了这个机制，我们就知道脊背疼痛的三大主因了，即脾、小肠和心脏问题。小肠火热可以导致脊背痛，脾虚食滞也可以导致脊背痛，心脏瘀堵或者寒滞，也能导致脊背痛。实际上，心脏问题导致的脊背疼痛，是心脏精气外输通道出现了问题，尤其是寒邪留滞不去，故而导致胸痛和背痛，所以《伤寒论》中讲"心痛彻背、背痛彻心，乌头赤石脂丸主之"。

乌头赤石脂丸，包括乌头、赤石脂、附子、干姜、蜀椒五味药物。其中乌头、附子、干姜、蜀椒皆为阳热之药物，可以祛除心经、小肠经之寒邪，恢复人体阳热之气；赤石脂，酸、甘、辛，既能适当温经，同时又可酸甘养阴，防止辛燥伤阴、耗散心气。

从乌头赤石脂丸的药物组成看，该方为一时之剂，而非常用之药，一旦心经、小肠经寒邪被祛，则须停止使用，否则弊端必见；乌头赤石脂丸使用的过程中，还可以根据患者的实际情况，适当加入活血化瘀药物，或者是养阴之品；如果患者存在消化系统问题，即食积的情况，最好先消食祛积，再给予本方治疗。

乌头赤石脂丸可以治疗心脏问题，尤其是精气外输的

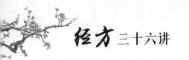

问题，明白了这一点，就可以在临床中灵活大胆地应用。治病须先明理，本节中，了解脊背疼痛三大主因则是另外一个要点所在。

3.少阳病第三讲　酸枣仁汤治疗失眠，为何与心脏有关？

导读：第一节中，我们讲了心脏疾病的基础治疗方剂——开心汤，其实，治疗心脏疾病另外两个比较重要的方剂，即乌头赤石脂丸和酸枣仁汤。相对于乌头赤石脂丸，酸枣仁汤应用范围更广，因为其具有治疗失眠的作用。临床中，酸枣仁汤治疗失眠，时而有效、时而无效，原因何在？这是本节探讨的重点所在。

心脏作为一个独立的脏腑系统，容易出现三个方面的功能异常，也有三个针对性的治疗方剂。治疗心脏本体的功能异常，用开心汤；治疗心脏经络的功能异常，用乌头赤石脂丸；治疗心脏精气输送功能异常，用酸枣仁汤。所谓的心脏精气输送异常，主要是指心脏物质代谢异常之后，对于精神调控系统产生的一种作用，主要表现为心烦、失眠，中医称之为虚烦不得眠。

中医认为，心脏容易出现气缓的情况，这种情况下，心脏精气涣散，不能正常供养心神，于是出现心神涣散的病理改变。心神涣散，在急性的情况下，就如范进中举一样，高兴过度，进入一种疯癫的状态，中医谓之"喜伤心"；在慢性情况下，会逐渐出现心烦、失眠的情况，也有人认为是怨恨情绪所导致，故有"恨伤心"的说法。总之，不良的情绪刺激及状态，会逐渐影响我们心脏的精气输送功能，出现失眠的情况。

对于心脏功能失常所导致的失眠，古人给出的针对性治疗方剂，就是酸枣仁汤，其可以收敛涣散无力的心神，同时具有祛除心脏虚热的作用。心脏问题导致的失眠，可能伴有偶然性的心慌、心烦，同时舌质会偏红，或者伴有器质性心脏病。从治疗未病的角度讲，心神涣散导致的失眠，是心脏功能出现问题的早期信号之一。

心脏疾病会导致失眠，但失眠的原因却有很多种，如肝胆问题导致的失眠、心包问题导致的失眠、内分泌失调导致的失眠等。从整体角度讲，中医将失眠归属于三大类，即心胆失眠、心包失眠和三焦失眠。

心胆失眠，即心脏问题、胆囊问题导致的失眠，这里面可能会涉及肝脏，心胆同属于少阳体系，故可以称之为少阳失眠，药物主方是酸枣仁汤，可以适当加减温胆汤、柴胡疏肝散等方剂。在酸枣仁汤中，有川芎、甘草，部分医家认为川芎可以补胆之用，甘草可以缓胆之体。

心包失眠，即胃病、心包疾病导致的失眠，这也是失

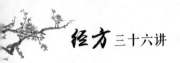

眠的重要一类。究其原因，是心包系统，即人体的神经调节系统受到影响所导致的一类失眠，我们经常讲到的胃神经官能症，就是这一类失眠。我们老祖宗讲"胃不和则卧不安"，就是对此类失眠的形象描述。心包与胃，同属于阳明体系，所以这一类失眠，又可以称为阳明失眠，治疗方剂是甘麦大枣汤、栀子豉汤。

三焦失眠，是内分泌失常所导致的失眠，同时涉及肾脏的代谢功能异常，可以分为急性和慢性，多数与长期熬夜有一定的关系。三焦和肾脏同属于少阴系统，所以此类失眠为少阴失眠。对于少阴失眠，主要治疗方剂是百合地黄汤，同时可能需要用到小柴胡汤。

失眠，看似是一个简单的症状，其实是体内多个脏腑功能失常的一个表现，作为讲述的重点，酸枣仁汤是治疗心脏失眠的主要方剂，但是从分析中，我们可以知道，治疗失眠至少是涉及三大体系、十余种方剂的复杂诊疗体系。

4. 少阳病第四讲　温胆汤，缘何能够治疗心慌抑郁？

导读：作为"六经三十六方"中较为常用的方剂，温胆汤为少阳病的第四方，即少阳胆病的腑方，该方在治疗胆囊疾病，以及与之相关的心脏疾病方面，有着独特的疗效。本节中，我们将去认识温胆汤的作用途径，进一步体会到穿凿会通理论的神奇之处。

中医认为，人体的五脏六腑在发病时有寒热趋向，脏腑偏热或者偏寒，都是一种病态。胆囊作为六腑之一，易出现胆寒的情况，尤其是在大病之后，于是有"大病之后，虚烦不得眠，胆寒故也"的说法。温胆汤，即是为胆虚、胆寒所设立的针对性方剂，考虑到胆囊易受到心火、肝风的影响，因此该方剂寒温并用、以温为主，可以补胆腑之虚、祛胆之寒，恢复胆囊的温性，同时又防止胆火形成。

通过温胆汤，我们要了解一个中医常识，那就是胆囊虚寒是病态，过热也是病态，只有温和的状态，才能更好地发挥出其贮存及排泄胆汁，以及调控精神的作用。穿凿会通理论认为，胆与心相通，同时与同名的少阳三焦易相互影响，故而胆系疾病，尤其是胆腑虚寒，除了出现消化不良等情况，还会对心脏、三焦有不同程度的影响。

胆腑对于心脏的影响，主要病理基础是"胆－心反射弧"，会造成心律失常，往往表现出心慌不适等症状；同时，长期慢性的胆腑虚寒，还容易出现心脏冠状动脉的供血不足，出现胸闷气短等情况，甚至是心肌梗死，西医把该病称为胆心综合征；胆腑对于三焦的影响，主要是对人体内分泌代谢系统的影响，并进一步导致心包调节功能失

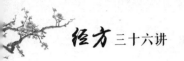

常，从而出现情绪问题，相当于西医的抑郁疾病。

明白了胆囊腑疾病的变化过程，我们就知道如何使用温胆汤了。

首先，我们大致认识一下温胆汤，该方剂由半夏、竹茹、枳实、陈皮、茯苓、炙甘草六味药物组成，同时有大枣、生姜作为药引使用，故可以认为是八味药物。我们看一个方剂，多数会看到药物会寒温并用，这样体现出阴阳相互制约并互助互用的理念，该方剂中枳实、竹茹微寒，其余药物偏温，就是这个道理。

其次，我们要认识一下温胆汤的加减变化。若是患者以胆腑虚寒的消化不良为主，则在温胆汤的基础上，可以加入一些消食导滞、理气的药物，如山楂、神曲、麦芽、木香、莱菔子等；若是以胆心病变为主，则可以加入养心血、安心神的药物，如远志、茯神、枣仁等，甚至加入开心汤；若是以抑郁的心理问题为主，则将本方联合小柴胡汤，即在本方的基础上加柴胡、黄芩、党参，并适当加入疏肝开窍之药，如香附、郁金、石菖蒲等。我们可以看到，临床中温胆汤的加减，基本都是在这三类范畴之内。

关于温胆汤，你学会了吗？学习温胆汤，请记住四句话：胆囊心脏三焦包，病理变化三家查，温胆汤中有变化，药物加减不会差。

5.少阳病第五讲　肝胆火旺，容易口苦头痛，怎么使用龙胆泻肝汤？

导读：龙胆泻肝汤，是中医临床中使用频率较高的一个方剂，虽然方剂名称里有"泻肝"一词，但该方剂最为核心的功效其实是泻胆。临床中，我们究竟该如何来认识龙胆泻肝汤呢？不妨看一下本节内容。

一个朋友打电话说最近一段时间心情不好，且容易上火，还有口苦、头痛的症状，到药店拿药，工作人员推荐了龙胆泻肝汤，问我这个药是否适合他使用。要回答这个问题，我们就必须先来认识一下龙胆泻肝汤。

龙胆泻肝汤，顾名思义，突出了两层意思，一是以龙胆草为核心药物，二是具有泻肝的作用。龙胆草此药，味苦、涩，性寒，以祛胆火为主要功效，且自带调理心肾的功效，兼防止肝脏疏散太过，因此龙胆实为治疗胆系疾病之要药。肝胆互为表里，在功能上相互促进，在病理上相互干扰，因此龙胆泻肝汤从根本上来说，是以调胆为核心，调肝为辅助，所以穿凿会通"六经三十六方"体系，把其列为胆经之方剂。

龙胆泻肝汤方剂出自《医方集解》，由龙胆草、栀子、黄芩、木通、泽泻、车前子、柴胡、当归、生地黄、甘草

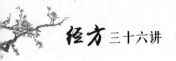

十味药物组成，其功效有两个方面，一是治疗胆火上炎症，如头痛目赤、胁痛、口苦、耳聋、耳肿；二是治疗肝经湿热，如阴肿、阴痒、小便淋浊，或妇女带下黄臭等。

历代以来，虽有不同医家解读龙胆泻肝汤的方剂功效及药物组成特点，但都没有原作者讲得到位。《医方集解》中讲"此厥阴、少阳之药也"，点出了该方剂的主要作用方向，一是厥阴肝经，二是少阳胆经、三焦经。《医方集解》接着讲"龙胆泻厥阴之热，柴胡平少阳之热，黄芩、栀子清肺与三焦之热以佐之，泽泻泻肾经之湿，木通、车前子泻小肠、膀胱之湿以佐之"，同时当归、生地黄养血以补肝，防止阴伤及苦寒伤中，甘草调和诸药。

站在巨人的肩上，我们以更加开阔的视角去看待龙胆泻肝汤，要注意两点。

第一，要明白其以"胆"为核心的治疗思路。胆作为少阳系统的重要部分，其内蕴相火，同时又兼有君火的性质，因此火热为胆的重要病理核心。

肝胆为表里，因此火热容易与肝风相互为患，从而走人体上部。因此胆火除了出现口苦、胁痛，还会出现头目胀痛、耳肿耳聋。

胆与三焦同属于少阳经系统，因此二者在功能上会相互影响，导致三焦的水湿代谢出现问题，继而下焦湿热，出现阴肿、阴痒、小便淋浊、带下黄臭等情况。这里需要说明一点，胆火为患导致的下焦湿热，胆病是病情变化的起始点，与单纯的下焦湿热不同。

第二，要明白药物配伍的方位合理性。龙胆泻肝汤的十味药物，龙胆草祛胆火，并辐射出肝、心（小肠）、肾（三焦）三个方向。

黄芩、栀子强化龙胆草治疗心、小肠方向的作用，增强祛火功能。

泽泻、木通、车前子治疗胆在肾、三焦方向的湿邪，以提高方剂整体功能。

柴胡调节胆、三焦之间的枢机关系。

当归、生地黄养肝阴，从而息肝风，防止胆热与肝风相互为患。

甘草调和诸药，且可以补中，防止苦寒之药对脾胃的损伤，因此用量根据患者情况调整。

至于药物的加减变化，则根据胆为核心，心（小肠）、肾（三焦）、肝三个辐射方向的原则进行，治疗就会比较有效。

关于龙胆泻肝汤的知识，你掌握了吗？胆为核心三辐射，心火、肾湿与肝风，是我们需要记忆的内容。

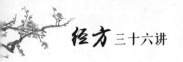

6. 少阳病第六讲　肝虚头晕，是谁让你上了头？解读天麻钩藤饮！

导读：头晕，是现代社会逐渐增多的一种疾病，中医认为该病的致病因素是"风邪"，尤其是内风。头晕，其主要的治疗方剂有三类，即镇肝熄风汤、天麻钩藤饮和半夏白术天麻汤。很多医者不能准确使用这三个方剂，本节我们通过解读天麻钩藤饮，来认识头晕，尤其是肝虚头晕的治疗。

中医认为，头晕的主要原因，是体内风邪上扰所导致，而这种内风可以分为虚、实两个方面。

要分清人体内风的虚实，我们先要搞懂内风的来源。中医认为，肝脏系统属风，为风木之脏，是人体内风的根源所在；同时肝胆一体、肝心包同名，因此胆、心包，是人体内风的第二根源；肝、胆、心包，都与风邪内生有关，其中肝是根本，胆、心包是辅，同时三者又密不可分，这是人体内风的重要特点。

肝脏阳气亢盛，上扰头部，导致头痛头晕、头目胀痛，此时的风为肝脏之实风，可以称之为肝阳上亢证，治疗方剂就是三方之一的镇肝熄风汤。肝脏功能失常，导致头痛头晕，从中医方面讲，是肝脏之俞出现了问题，即颈项部位的经气输送出现了问题，也是《黄帝内经》中所认为的"肝之俞在颈项"。我们现代讲的颈椎病头晕，就是其类型之一，与肝俞关系密切。从文字的角度讲，肝阳上亢之"亢"字，就是颈项部位的意思。

肝胆一体，从综合方面来讲，胆风与肝脏病理变化，两者很难截然分开。肝脏阴津不足，导致肝脏内风，即肝虚生风，此风与胆部经气结合上行，即为胆风，此时亦会导致头晕头痛，以头晕为重，同时会兼有口苦、消化的部分问题，这就是肝胆之虚风，治疗方剂是三方之一的天麻钩藤饮。至于心包之风，我们在"六经三十六方"的阳明病篇会进一步讲到，这里不再赘述。

通过上面的讲述，我们知道了天麻钩藤饮，实为治疗"肝虚生风 + 胆热上逆"的内风之症，所以肝虚和胆热上逆，是使用该方剂的两个要点。

天麻钩藤饮，主要由天麻、钩藤、石决明、栀子、杜仲、桑寄生、牛膝、黄芩、夜交藤、茯神、益母草十一味药物组成。

其中天麻、钩藤、石决明祛肝脏之风，急则治其标；栀子、黄芩去胆之火，断肝风上扰之助力。这是整个方子较为核心的思路。

杜仲、桑寄生、益母草，养人体之阴，同时适当活血，通过活血养阴以恢复肝脏之阴亏；而夜交藤、茯神，

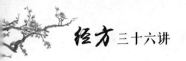

主要是针对与胆囊相关的心神而制定的治疗方法，养心安神。

纵观全方，既可以祛肝风、消胆热，又可以补肝阴之不足、解胆热之扰心，标本兼治，旁达四方，是胆系之俞方。这里需要指出一点，《神农本草经》认为天麻可以"长阴"，如果这样的话，天麻一味药物既可祛风，又可养阴，君药的位置更加稳固。

肝虚头晕，是胆热让风上了头，而针对性的治疗方剂，就是天麻钩藤饮。肝虚有风胆热助，头晕头痛又口苦，是天麻钩藤饮的使用要点，至于方剂加减，把握住祛风、清热、补阴、养心四个方面，功则全矣。

四、少阴病体系

1.少阴病第一讲　六味地黄丸，究竟应该怎么用？

导读：穿凿会通理论体系中，少阴病体系包括肾病系统与三焦系统，涉及六味地黄丸、犀角地黄汤、左右归丸、升降散、小柴胡汤和达原饮六个方剂。六味地黄丸作为该系统的核心方剂，具有什么样的功效？我们该如何使用呢？

六味地黄丸，带给大家的第一印象是能够补肾，于是中年以后，部分人群就开始服用六味地黄丸了！这个观点正不正确？从大体上来看，是正确的，但是涉及具体使用，就不能如此笼统及简单了，毕竟六味地黄丸是药物，而不是食物。

六味地黄丸的使用要点之一是按需使用，而不是按照年龄使用。当我们的身体出现肾虚的表现，如腰酸腰痛、阴虚盗汗、腰膝酸软、头晕脊弱、生殖功能下降，或者舌红少苔、身有内热时，可以在医师的指导下，使用六味地黄丸。如果你身体内部湿热明显，甚至阳虚不温，而没有肾虚，尤其是没有肾阴虚的情况，使用六味地黄丸，就可能会有害而无利。

六味地黄丸，这些年被滥用得非常厉害，以至于中医医师，都对这个药物产生了一定的抵触情绪，从而忽视了六味地黄丸补肾的重要作用。在临床中，慢性病患者，以及久病之人，会逐渐出现阴津亏虚的表现，舌质、舌苔由原来的正常状态，慢慢变得颜色红了、舌苔少了，即肾精亏损了。对于此类肾阴亏的患者，及时补充肾阴之亏损，恢复人体肾气旺盛的正常状态，是非常重要的，否则慢性病就会出现不可逆转的损害，难以治愈，甚至危及生命。金元名家朱丹溪讲的"阳常有余、阴常不足"，非常符合中老年人的生理状态，也是笔者非常推崇的一句话。

六味地黄丸包括熟地黄、山药、山萸肉、泽泻、牡丹皮、茯苓六味药物，既能补肾，同时具有泻肾中之火、利肾系之水的功效。六味地黄丸的方解，网络中可以搜索到很多，讲得都很好，我们这里从"穿凿会通"的角度，来解读一下这个方剂。

方剂中六味药物，熟地黄甘苦，山药甘温，茯苓甘平，泽泻甘寒，牡丹皮苦辛微寒，山萸肉酸平而涩，其中泽泻兼有咸味。

从组方看，全方以甘味为主，体现出了甘味对于人体的补益作用，同时甘味往往兼淡，可以淡渗肾内之邪气。

熟地黄味苦，可以补肾坚肾，为全方之主药，牡丹皮虽然为微寒之品，但是味苦，依然有一定的益肾作用，而不单单是泻热，与熟地黄同用，两者有协同补肾之效果。

山药、茯苓，既可以益气，又具有利湿的作用，具有补脾肾和调理三焦的功效。

泽泻补中有泻，祛肾内之邪热，或者治阴虚有热；而山萸肉酸而微涩，可以酸甘化阴，又可以酸苦通泻，还可以适当敛肾精，为全方中不可缺少之要药。

纵观全方，有补有泻，还有调，是较为全面的补肾养肾之方剂。

六味地黄丸的神奇之处，不但在于此方的重要性，还在于此方运用的灵活多变性。古人在临床观察总结中，形成了以六味地黄丸为核心的地黄家族，这里面包括知柏地黄丸、杞菊地黄丸、桂附地黄丸、麦味地黄丸等，以方便在不同情况下使用。临床中使用六味地黄丸系列方剂，我们要把握肾脏为阴阳水火之宅的特性，用合适的地黄方剂，来平衡肾脏内部的寒热之性。

2.少阴病第二讲　筑牢人体血液系统的防线，犀角地黄汤！

导读：人体虽然是一个独立的生命结构，但却与社会及自然界有着各种各样的紧密联系。我们可以从这种联系中获得各种益处，同时也可能会受到自然和社会环境的各种侵害，于是人体演化出了一套自我的防护体系，即肾经体系。本节中讨论的犀角地黄汤，就与人体的防护体系有关，并且是防护体系中非常重要的一环。

笔者曾经收治一名比较特殊的患者，该患者在家里发现苹果被老鼠啃了一块，于是就把这个苹果扔掉了，但却吃了与之相邻的苹果。这件事情之后的第5天，患者出现了发热症状，接着是胸闷气短，后来是肾衰竭，这就是由老鼠引起的一种传染病，叫作流行性出血热。

接触老鼠携带病菌之后产生的流行性出血热，与其他传染性疾病一样，有着一个共同的特点，那就是细菌病毒突破了人体的防御系统，尤其是破坏了人体的血液防御系统，从而导致严重疾病状态，尤其是肾衰竭的发生。这里的防御系统，包括两个方面，即卫气系统与营血系统，卫气系统为黏膜防御系统，而营血系统，则是血液防御系统。

病毒细菌侵袭人体，一般先侵袭第一层的黏膜防御体系，进而突破进入血液防御系统，即先卫气后营血的顺序。病毒细菌侵袭人体，虽然有着先卫气后营血的侵袭次序，但是侧重点不同，即重点侵袭的部位不同，如老鼠携带病菌引起的流行性出血热，就是重点侵袭人体的血液防御系统，即营血系统，所以容易见到血小板降低、肾功能损害、凝血机制异常等情况。

从中医的角度讲，太阳体系是人体卫气防线的主要基地，而少阴系统，则是人体营血的主要阵地，尤其是少阴肾经系统，是营血防线的核心，与之对应的方剂犀角地黄汤，可以很好地调整及治疗营血防御系统的异常。

临床中，我们经常会遇到血液防御系统异常，如炎性损伤、炎症风暴、出凝血异常等，即中医所讲的血热血瘀、兼有阴亏。此时的治疗，总会有各种矛盾之处，同时容易造成肾脏损伤，原因在于病邪会通过肾经影响到肾脏，出现肾脏衰竭。

治疗肾经疾病，即人体第二道营血防线，方剂是肾经主方犀角地黄汤，主要作用是凉血活血、养血祛热，根据病邪性质的不同，相似的方剂还有清营汤、青蒿鳖甲汤等。

关于犀角地黄汤，有很多值得深入研究的方向，尤其是在急危重症的治疗方面，后续我们可以继续深入探讨。

3. 少阴病第三讲 补肾与壮阳，其实是两码事！

导读：阳痿之病，令很多男性朋友痛心疾首，却又难以启齿，于是自己偷偷服用补肾的药物，如六味地黄丸，但却发现效果并不好，这是为何？因为补肾和壮阳，其实是两码事，阳痿属于肾脏的俞病，而不是脏病。治疗肾脏俞病，穿凿会通理论体系选用的方剂是左右归丸。

笔者在网诊中，碰到一位年轻的阳痿患者，当地的中医医生说他是肾虚导致的阳痿，需要补肾，但是吃了中药并没有达到预期的效果，这是为何？原因就在于阳痿的病机变化相对复杂，简单把补肾理解为治疗阳痿的方法，是比较片面的。

要真正治疗阳痿，我们就必须了解人体阳痿产生的根源。从中医的角度讲，肾为阳痿的作强之官，肝为阳痿的作强之用，脾是阳痿的作强之困，故而治疗阳痿，我们要考虑到肾、肝、脾三脏的功能异常，以肾为核心，把这三

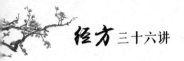

个脏器功能调理至正常状态，这样才是治疗阳痿的正确方法。阳痿是肾脏俞病的表现之一，多数会伴有腰部酸痛不适，或者腰部怕冷等情况。

既往我们从补肾的角度治疗阳痿，会把肾脏分为肾阴和肾阳，如果是肾阴虚，就补肾阴、肾精，如果是肾阳虚，就补肾阳。补肾阴，可以使用六味地黄丸，补肾阳，则要用肾气丸等。这里面就存在一个误区，就是把补肾药误认为壮阳药，从而导致了治疗上的原则错误，降低了治疗效果，且使阳痿的后续治疗变得混乱不堪。

一辆汽车的正常运行，需要汽油、操控系统及电路系统，但是更需要氧气与汽油混合，进而才可以燃烧，产生动力。若补肾是汽油，那么壮阳则是供氧及燃烧，而壮阳药物，则是使用血肉有情之品，如鹿茸、菟丝子、肉苁蓉、巴戟天、海狗肾等。

壮阳之方剂，当以左、右归丸为核心，两者虽然在整体药物寒热偏性方面有所差异，但是以壮阳（血肉有情之品）为核心的思路一致。

左归丸：熟地黄、山药、山萸肉、枸杞、菟丝子、鹿角胶、龟板胶、川牛膝。

右归丸：熟地黄、山药、山萸肉、枸杞、菟丝子、鹿角胶、杜仲、当归、肉桂、制附子。

左、右归丸两方，熟地黄、山药、山萸肉为六味地黄丸的半壁江山，补肾而不泻肾。枸杞、菟丝子、鹿角胶为补肝肾、壮阳之要药。其中左归丸加用龟板胶、川牛膝以偏重无阳虚之人群，且滋阴潜阳，引药力下行；右归丸加用杜仲、当归、肉桂、制附子以补肾活血助阳。

明白了以上内容，我们就知道了阳痿的治疗之法，即以补肾俞为核心，兼顾调肝、健脾祛湿，尤其是合理使用血肉有情之品，方剂以左、右归丸为基础加减。学习本节内容，我们要明白肾脏有脏病、经病和俞病的不同，而阳痿、腰酸等症状，多数要从肾俞论治！

4.少阴病第四讲　免疫疾病缠身，害怕激素副作用，中医有何方法？

导读：在中医方剂中，有一个方剂非常神奇，得到了蒲辅周、赵绍琴等中医大家的盛赞，并在临床运用中，取得了非常好的治疗效果，这个方剂就是升降散，也是能够调整人体免疫能力的效方。本节分享一下这个神奇的方剂。

笔者曾经遇到一个免疫能力异常的患者，其周身容易出现各种炎症损伤，被多种疾病缠身，痛苦不堪。有膝关节炎症，不能走路；有乳腺炎症、肿块，做过一次手术；腋下淋巴结因炎症而肿大，经常疼痛，准备做手术；口腔

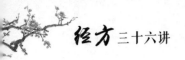

牙龈经常出现炎症，反复吃清热药；手部关节也有炎症，抓握有些费力。这样一个患者，现代医学给出多种多样的诊断，但其疾病实质是体内免疫功能障碍，从而出现多系统组织的炎症损伤，中医认为是火热之症相火之病。对于这个患者，笔者开始使用了几种治疗思路，效果都不是特别满意，患者出于信任，一直跟随，最后以升降散为治疗核心，适当配合补中益气汤，获得了最终的治愈。

升降散，又名陪赈散，是古代行军打仗时备用的药物，原因在于行军打仗，人员密集、死伤混乱，容易出现各种疫病，即传染性疾病，这时就需要服用陪赈散，以抵挡这些瘟疫疾病的侵袭；后来，升降散就成为治疗瘟疫疾病的基础方剂，是赈灾时的必用药物，因此有了陪赈散的名号。

升降散，包括僵蚕、蝉蜕、大黄和姜黄四味药物，用于治疗表里三焦邪热，这是其能够治疗瘟疫疾病的重要机制。从现代医学的角度看，三焦对应人体的免疫系统，升降散调节人体三焦免疫系统，可以很好达到治疗传染性疾病即瘟疫疾病的目的。而现代社会，三焦湿热，即免疫力异常造成的各种慢性炎症损害性疾病很多，所以升降散的地位在不断提升。升降散，可以治疗身体各个部位的免疫炎症损伤，是脏腑疾病的良药，其最初被命名为内府仙方，是有道理的。

　　医圣仲景把人体分为脏腑、经、俞三大部分，并融入伤寒六病之中，其中少阴病体系包括肾系统和三焦系统，穿凿会通理论体系认为，升降散是针对三焦腑的有效治疗方剂。

　　少阳三焦乃相火之腑，其功能失常，则郁热易起，同时多会存在水湿运行障碍，使湿热内蕴，而成温病之势。古代医家认为，升降散的四味药物（僵蚕、蝉蜕、大黄、姜黄），有升有降、有清有泻，协同调整三焦腑之功能障碍。

　　其中僵蚕、蝉蜕升而不霸，可以清解热毒、透邪外出，且无助热化燥之弊端；大黄通腑逐瘀而泻浊，从而使热邪从下而出，亦有清解湿邪的作用；姜黄行气活血解郁，协调气机运行，防止升降失常。四药合用，从而起到调节少阳三焦，恢复人体免疫能力的作用。

　　升降散可以发挥出西医激素类的调节作用，且无激素之各种弊端，然而人体疾病是复杂的，尤其是免疫疾病，因此我们的治疗方案，在升降散基础上，也要有所变化。对于单纯的免疫疾病，可以使用升降散；若是有免疫代谢功能障碍明显，出现寒热、代谢失常等问题，则需要加用小柴胡汤；若是瘟疫疾病，则需要配合达原饮使用；兼有免疫能力低下者，补中益气汤佐治使用，效果才能满意。

　　升降散、陪赈散、内府仙方，其每一个别名，背后都

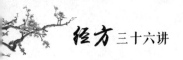

有一段历史性的故事，蕴含着历史文化的厚重之感。作为现代中医人，我们应该传承创新，在传统治疗范围的基础上，进一步明其机制，拓展升降散更为简捷有效的治疗视野。

升降散，在历史上有着不可磨灭的贡献，未来可能是免疫疾病治疗的突破点，有兴趣的可以进一步研究。

5. 少阴病第五讲　中医学界"扛把子"的中药方，你了解多少？

导读：某些老中医，一生偏爱使用小柴胡汤，在此基础上加减用药，临床中获得了非常好的疗效，被称为"柴胡先生"。小柴胡汤，作为少阴体系三焦的经方，是中医的核心方剂之一，那么类似小柴胡汤这种"扛把子"的中医方剂，还有哪些？本节我们在学习小柴胡汤的同时，兼顾了解一些功能强大的中药方剂。

人体的结构虽然复杂精密、功能变化多端，但是其根基所在，却有脉络可循，这个根基和脉络，就是人体的五脏六腑，以及与之关联的经脉及功能系统。人体是以心（心包）、肝、脾、肺、肾为核心的功能综合体，中医形象地称心脏为皇帝，肺脏为丞相，肝脏为将军，脾脏为主管粮食等民生的官员，肾脏为使国家国力强大的官员，还有一个特殊的脏器心包，为传达命令、收集民意的机构。

与五脏相关的，是人体六腑，即胆、胃、大肠、小肠、膀胱和三焦。六腑与五脏的关系，有两种，一种是脏腑表里，如心脏与小肠相表里，肝与胆相表里等；另外一种是相通，如心脏与胆囊相通，肝脏与大肠相通等。在五脏与六腑的两种关系中，相通的关系更加重要，因为其是中医诊病疗病的根基性理论，如我们奉为经典的《伤寒杂病论》，就是以此为根基成书。

医圣张仲景，把中医五脏六腑两两相合，形成了人体运行的六大系统，以及与之相关的六大疾病体系，即太阳病体系、少阳病体系、阳明病体系、太阴病体系、少阴病体系和厥阴病体系。后人在《伤寒论》的基础上，进一步临床实践，形成了丰富的中医理论和方剂体系，也创制了很多中医经典方剂。通过"穿凿会通"理论结构图，结合目前疾病的发病特点，有一部分方剂显得特别重要，如调节人体内分泌的小柴胡汤、改善人体免疫能力的补中益气汤、消导人体食积瘀滞的四通方，以及改善人体代谢的逍遥散，还有一个不可忽视的方剂，就是协调人体内外的桂枝汤。

小柴胡汤、补中益气汤、四通方、逍遥散和桂枝汤，这五大方剂，可以说是占据了中医方剂的"全部江山"，而其中的小柴胡汤，在部分情况下，可以占据人体疾病治

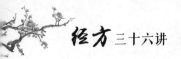

疗的"半壁江山"。

小柴胡汤,该方剂之所以如此的重要,原因有三。其一,该方剂为人体三焦经的调节方剂,可以调理人体气机,畅通上焦、中焦和下焦,换用现代医学的语言,就是调节内分泌系统;其二,该方剂在一定程度上,可以调节胆经系统,对心脏和胆囊疾病,即少阳病有益;其三,该方剂与调节胃病的半夏泻心汤有相通之处,可以对阳明胃病有治疗作用。小柴胡汤对于少阴病、少阳病和阳明病的治疗和调节作用,使其占据了中医诊疗的"半壁江山",以此加减变化,可以治疗多种疾病,就不是为怪了。

作为少阴体系三焦经的主方,可以治疗寒热往来之症,即三焦经发热。从现代医学的角度讲,人体免疫代谢系统出现问题,会出现发热的症状,且这种发热往往去而复来,绵绵不绝。如传染性疾病中的布病(布鲁氏菌病),其侵袭人体三焦系统后,导致三焦经功能失常,进而出现发热,在发热持续一段时间后,会自行缓解,间隔一段时间后,又开始发热,这即是寒热往来的表现之一。

临床中使用小柴胡汤,我们要把握三个要点。第一,往来寒热是使用小柴胡汤的重要标志,因为往来寒热是三焦经功能失常的表现;第二,胆经与三焦经关系密切,因此发热性疾病,如果兼有胸胁满,或胁下硬满,或心下满,即考虑此病与胆经、三焦经有关,亦是小柴胡汤的适应证；第三，无明显发热患者，但是有寒热变化的征兆，如汗出、怕冷等，同时有情绪方面的异常，可以试用小柴胡汤，使疾病从三焦、胆经而解。

补中益气汤，该方剂的重要性也日益重要，原因在于现代社会各种压力和不良饮食习惯，对于人体消化和免疫系统，有很大程度的慢性损害，这也是诸多慢性疾病，如高血压、糖尿病、高脂血症、脑神经衰弱等疾病发生的重要原因之一。若是单纯从慢性病的角度讲，补中益气汤占有的地位，可以说是绝对的霸主地位。

四通方，即消导类方剂，该方是以保和丸和枳实导滞丸为基础方剂加减而成，可以调节治疗各种胃肠道消化不良类疾病。现代社会，因为饮食结构和生活节奏的问题，脾胃功能差、消化不良者比比皆是，甚至有了"十人九胃病"的说法，可见该方剂的重要性。

逍遥散，作为活血化瘀类的代表方剂，在疏肝活血方面，具有非常重要的作用，而久病多瘀血、肝郁多瘀血，所以该方剂具有了非常广泛的治疗作用，尤其是对女性疾病的治疗。

桂枝汤，则不必多说，其可以调和人体的营卫功能，是伤寒第一方，只不过因为疾病谱的变化，使该方剂的应用地位有所下降。

看到这里，相信很多朋友已经知道小柴胡汤等方剂的

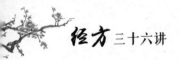

重要性了，也明白"柴胡先生"出现的必然性了。在笔者看来，以小柴胡汤为核心的这些方剂，实为目前中医药体系内的"扛把子"方剂。

6. 少阴病第六讲　新冠病毒不断变异，世界疫情不休，谁是抗病毒的王者？

导读：新冠病毒通过变异，变得更加狡猾和残忍，肆虐个别国家，并在世界范围内传播。科学家们则根据最新的疫情数据，夜以继日地研制并更新疫苗，以应对可能大规模暴发的新冠疫情。疫苗在病毒之后，疫苗的速度永远落后于病毒，那我们该如何更好地应对病毒？在目前现有的抗病毒药物中，谁又是王者呢？

自人类存在于这个世界，就开始与各种疾病作斗争，且从未停歇。人类通过自身努力，不断地战胜各种疾病，维持民族的生存繁衍，以及科技文明的进步。然而，2020 年新冠病毒的出现，严重威胁到了中国和世界人民的生命健康，并且随着病毒的不断变异，其危害性持续存在，大有"我来了，别想轻易赶我走"的架势。

通过世界各国科学家的努力，新冠疫苗问世，发挥出了防御的作用，然而狡猾的病毒则通过变异，使我们努力的效果下降，如印度等国，部分接种过疫苗的人群，也感染了新的变异病毒。在与新冠病毒斗争的过程中，我们欣喜地看到一种情况，那就是同样感染新冠病毒，有些人能够依靠自身的免疫抵抗力，清除这些病毒，达到自我痊愈的结果。因此，在研制疫苗的同时，如何提高人体的这种抵抗能力，也是一个非常重要的研究方向，甚至可以作为一个主攻方向，因为病毒家族从不缺新成员！

面对新冠疫情，面对这场瘟疫，很多人把主要精力放在了现代科学研究方面，而忽视了古人处理瘟疫的经验和成果。在国家和众多有识之士的努力下，我们明确了部分抗击新冠病毒的中医类药物，如连花清瘟、清肺排毒、化湿败毒、金花清感、藿香正气等，但我们依然忽视了一个非常重要的方剂，那就是达原饮——这个由明清抗疫大家创制的疫病专方，在明朝中期的疫情中，挽救了无数的生命，居功甚伟，但由于目前中医认知的偏向性，忽视了达原饮这个方剂的神奇之处，以至于英雄被埋没，而无用武之地。

达原饮组成：草果仁、槟榔、厚朴、知母、黄芩、芍药、甘草。

中医目前抗病毒，沿用了西医的思路，即看哪些方剂和中药具有杀死病毒的作用，并以此来组方、组药，而忽视了哪些方剂和中药可以增强人体的免疫抵抗力，或者说能够发挥出人体本身免疫系统的抗病毒能力。吴又可的抗

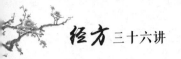

疫专方达原饮，包括七味药物，其中虽然没有金银花、板蓝根、连翘、牛蒡子、大青叶这些具有直接杀灭病毒作用的药物，但却直接针对人体的免疫屏障系统而起作用，其对于病毒的清除作用，反而比以上药物更加有效。

人体的免疫系统，可以被分为三个部分，一是内在的免疫系统基础，或者说免疫器官；二是能够起到免疫作用的中间体，即各类被分泌出来的免疫物质；三是外在的免疫屏障，可以对抗清除各种外来入侵者，包括新冠病毒。现代医学的免疫系统，对应了人体的三焦系统，包括上中下、内外，可以通达人体周身。达原饮，就是借助于人体三焦系统而布散周身，筑牢人体免疫屏障功能的方剂，所以能够成为疫病专方。

达原饮七味药物中，草果、槟榔能够清除入侵人体的伏邪，厚朴破邪结，三药共用，能够清除入侵人体膜原系统的病毒；知母、黄芩、赤芍（芍药），可以清除邪气对人体造成的内火，尤其是三焦之相火，从而保持人体免疫系统功能的稳定性；最后一味药物甘草，可以调和诸药，也有类激素作用，对免疫器官有一定益处。七药共用，外清入侵潜伏病毒、内调免疫基础，从而达到清除疫病的目的。

目前的中医典籍内，还真没有一个方剂，可以在清除病毒、调节疫病方面超过达原饮。作为一名中医后来者，我们应该致敬疫病大家吴又可，为其经典抗疫专方达原饮点赞，也希望大家真正认识到达原饮的珍贵之处，使王者归来！

五、阳明病体系

1. 阳明病第一讲　奇特的调心方剂，阳明系统清心汤！

导读：穿凿会通理论体系中，阳明病体系包括心包与胃两个脏腑，涉及六个针对性治疗方剂。本节中，我们分享心包脏方清心汤，了解中医调养心神根基的方法。这里说明一点，清心汤是竹叶石膏汤化裁而来，目的是更好地适应临床诊疗需求，而非标新立异。

无论是中医，还是西医，都有心包这个名词，但两者的含义却不一样。现代医学所讲的心包，主要是指心脏表面的一层膜性结构，其能够对心脏起到一个很好的保护作用，同时防止心脏过度扩大，以维持心脏功能的正常运行。中医讲心包为心脏之使，可以代替心脏发出指令，代心行使功能（古人把心脏比喻为皇帝，掌握着国家的最高权力，而心包，则相当于皇帝的特使，或者说钦差大臣）。

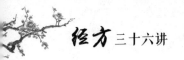

在人体十二经脉中，手少阴心经和手厥阴心包经，是两条独立的经脉，地位对等，而脏腑系统，往往把心包归属于心脏，称五脏六腑。在实际临证中，心包系统的病变往往是独立的，具有自己的发病特点，故而称六脏六腑更加合适。

提到中西医脏腑实体对照，往往会引来很多的争议，但中医与西医研究对象的同一性，又使这种对照不得不进行。从中医心包系统的结构和功能看，其与现代医学以迷走神经为核心的神经调节系统，是较为一致的，也就是说，中医的心包系统，包括现代医学的大脑神经系统，尤其是其中的迷走神经调节系统。

从穿凿会通理论体系中，我们知道阳明病系统包括心包和胃两个脏腑，其对应五行的金，具有六气燥的属性，因此燥是心包疾病的重要特点之一。心包系统出现问题之后，患者往往会出现烦渴多饮，身热汗出，同时神疲乏力，还可能出现胃气上逆的情况，甚至出现胸闷不畅及情绪变化。心包功能失常，若不能及时用药，疾病进一步进展，会影响大脑神经系统功能，出现躁狂之症，以至于昏迷（夏季暑热易入阳明，内陷心包）。

心包功能失常之后的典型疾病特点是燥热，又称为气分热盛，会出现耗损人体气血阴津的病理变化，因此往往表现出阴虚的情况，舌红少津或舌苔燥裂是常见舌象。从治疗学的角度讲，清热润燥、益气养阴是标准的治疗方法，而特效方剂就是竹叶石膏汤，穿凿会通理论体系所讲的清心汤，是在此方基础上的一种加减法。

竹叶石膏汤，是中医的经典方剂之一，药物成分包括淡竹叶、石膏、半夏、人参、麦冬、粳米、炙甘草七味药物，主要作用是清热生津、益气和胃，是治疗心包功能失常的基础方剂。

竹叶石膏汤，既包括淡竹叶、石膏这类寒性药物，同时又有人参、麦冬、粳米之类的益气养阴之药，还有半夏和胃降逆，甘草调和诸药。整体来讲，该方剂以寒性药物石膏为君药，整体偏寒，后世总结该方剂特点为"以大寒之剂，易为清补之方"。

笔者长期工作于临床一线，深知有时候疾病的症状表现并不典型，甚至非常复杂及隐蔽，诊断比较困难，同时考虑到用药安全及医疗纠纷，因此竹叶石膏汤中石膏用量往往不是很大。结合常见心包疾病的发病特点，在此基础上加入甘松、沙参、羌活等药物，以达到更加均衡的治疗效果。为了更好地体现阳明心包疾病的诊疗特点，我们把加减后的方剂命名为清心汤，这样更加突出治疗主旨。

清心汤，是阳明病系统六大方剂的第一方，主要针对心包系统疾病而设。在当今社会，饮食辛辣燥热、熬夜压力大，对于心包系统的损害是非常厉害的，因此该

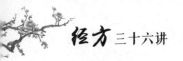

方剂化裁之后的应用非常广泛，各位医师不妨在临床上留心一用。

2.阳明病第二讲　情绪不好，失眠难熬，栀子豉汤可见效！

导读：部分朋友因为工作及生活压力大，或者其他疾病的原因，导致情绪不好，甚至出现失眠的情况，这些与人体心包经的功能失常有一定关系。本节我们来学习解决阳明系统疾病的第二个方剂，即栀子豉汤，看看这个方剂究竟有什么神奇之处，可以解决心包经的功能失常，从而调节我们异常的情绪。

笔者临床中发现，部分人群患重病之后，或者患发热疾病之后，或者患胃病之后，或者过度的压力之下，会出现胸中不适，或者莫名烦热，甚至失眠的情况，这是为什么呢？其实这都与人体心包经功能失常有关。曾经，笔者遇到一例肝癌晚期患者，总是诉说心中烦热不适，情绪也莫名悲观，这就是心包经功能失常之后的表现之一，通过服用栀子豉汤而愈。

按照中医对于人体疾病的认识，每一个脏腑系统疾病，都可以分为三个部分，即脏腑疾病、经络疾病和外在俞部疾病，我们前面所讲到的患者心中烦躁、失眠多梦、胸中窒热，就是心包的经络疾病，即心包经病。

心包经病，往往表现为郁热不畅，其治疗方剂为栀子豉汤，该方包括栀子、淡豆豉两味药物。栀子豉汤，药味组成虽然少，但却是治疗心包经病非常有效的药物，这主要得益于两味药物的配伍得当。

栀子，味苦、性寒，为清热药物，其通过清三焦上、中、下之郁热，达到清全身之热邪的目的。因心包与三焦互为表里，与胃会通一体，故而栀子具有清心包经及胃经热邪的作用，因此《神农本草经》讲栀子"主五内邪气，胃中热气"。这里需要指出，若是患者火不重，或者是虚火，则用焦栀子，若是兼有呕逆，可以用姜汁炒用。简单来讲，栀子是清心包经郁热的最佳中药，因此也是栀子豉汤的主药。

淡豆豉，其基本材料是黄豆或者黑豆，通过发酵的方法制备而成，其与我们食用的咸豆豉不同，故而称为淡豆豉。关于豆豉的性味，不同医家意见有差别，总体来讲，淡豆豉为寒性或者微寒之性，其味苦，因此具有清热除烦的作用。淡豆豉若单单味苦，则无特别之处，部分医家认为其有一定的甘味，这样其才能够入心包经，且泻中有补，泻而不伤正。黑豆制备而成的淡豆豉，味道浓香，因此又被称为香豉，具有一定的发散作用，可以使热邪从汗而解。故而，栀子豉汤中，淡豆豉为不可或缺的药物，且

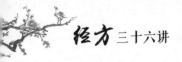

用香豉更好。

栀子豉汤，虽然只有简单的两味药物，然而其组合却非常严谨，栀子清三焦之热，兼清心包经及胃经之热邪；淡豆豉专清心包经之郁热，且引栀子药效至心包经，泻中有补，使心包经不至于因寒而伤，其发散作用，也使寒热之邪不留滞于心包经。从药物功效角度讲，淡豆豉的制备及质量，对此方效果影响较为明显，这是中医疗效受制于制药的最佳写照。

栀子豉汤，是清心包经郁热的专用方剂，可以治疗心烦失眠等症；然而若是心包经的虚损，则使用百合地黄汤更加合适；而栀子豉汤+百合地黄汤，则是既清又补，必然是心包经郁热明显、虚损亦明显。

3. 阳明病第三讲　头晕头痛特难受，神经衰弱，不妨试试半夏白术天麻汤！

导读：头晕头痛，很多朋友有过类似的经历，那种感觉让人特别难受，甚至是痛不欲生。若吃药之后头晕头痛不能缓解，或者缓解之后反复发作，那真就是一种人生灾难了。本节给大家介绍一个治疗顽固性头晕头痛的中药方剂，这个方剂也是阳明体系的心包俞方，即半夏白术天麻汤！

随着人类疾病谱的变化，很多疾病开始年轻化，头晕头痛就是如此。笔者曾经接诊一位年轻的女性患者，其平时要上班，还要照顾孩子，操心家中的各种事情，于是出现了头痛，并有轻微头晕症状。患者各种检查都做了，没有查出什么问题，西医说是神经性头痛，但吃药之后效果不好。患者辗转就医几个医院，喝了大概 2 个月中药，也没有见明显好转，后来经朋友介绍，来找笔者就诊。四诊之后，笔者给患者开了 3 剂中药，喝完后症状减轻，之后调整药物，又喝了一周，头痛头晕彻底好转。

部分朋友好奇笔者开的是什么方子，为什么会如此有效？这个方剂叫半夏白术天麻汤，也是本节要介绍的方剂，是穿凿会通理论体系－阳明病的第三方，即心包的外俞方。

青蛙坐于井中，可以通过井口看到天空，虽然视野狭窄，但终究与外界相通，人体的脏腑器官也是一样，五脏六腑虽然在内，但是与人之体表也有相通之脉络，如肝脏通于人体颈项部位、肾脏通于人体腰胯部位等，而心包，则通于人体的头部区域，这就是中医的俞部理论。中医的俞部理论，与现代医学的神经反射弧理论相关或者一致，如心脏病出现左臂内侧疼痛、阑尾炎出现上腹部疼痛、胆囊炎出现右侧肩背疼痛等。

心包功能失常，会导致心包经气外输通道的异常，或者说分子物质代谢转运异常，致血管神经功能失常，于是其俞部出现相关症状，最常见的就是头晕头痛。从中医的角度讲，心包俞部头晕头痛，最初可能与胃肠道功能失常有关，后来导致了心包俞部的功能失常。

调理心包俞部功能失常导致的头晕头痛，基础方剂是半夏白术天麻汤，在此基础上加减变化，辨证施治，可以很好地治疗顽固性的头晕头痛。

半夏白术天麻汤，包括半夏、白术、茯苓、橘红、天麻、甘草、生姜、大枣八味药物，方剂总的功效是健脾祛湿、化痰息风，从而治疗头晕头痛等症。半夏白术天麻汤的使用要点，是患者脾胃功能异常，湿痰之邪内存，侵入心包之俞部，从而导致心包俞部，即头部区域的不适症状。该类头晕头痛人群，往往有脾胃功能不好的病史，或多或少有舌苔腻或者水湿之情况。当然，诸多内在情绪因素导致的心包俞部功能异常，虽没有脾胃系统的湿浊，也可以使用此方治疗，只不过要根据情况进行加减变化。

半夏白术天麻汤治疗心包俞部功能失常导致的头晕头痛，其特点是头痛比较顽固且反复发作，头痛症状可能不是特别重，但难受程度严重。半夏白术天麻汤有三层加减变化：第一层加减变化，是根据情况加入川芎、白芷、蔓荆子、吴茱萸等头部引经药物；第二层加减变化，是加入草果、白芥子、麦芽等化湿祛浊，或黄芪、党参等补虚药物，或者黄柏、丹皮、麦冬等养阴清热之品；第三层加减变化，是根据头痛的具体情况，加入贯众、全虫等特效药物。有了半夏白术天麻汤这个基础方剂，再加上三层变化，基本可以解决心包俞部功能失常所导致的头晕头痛之症。

半夏白术天麻汤、天麻钩藤饮与镇肝熄风汤，是三个治疗头晕头痛的主要方剂，而半夏白术天麻汤，则是治疗心包俞部功能失常，导致顽固性头晕头痛的专项方剂！

4. 阳明病第四讲　胃病不可怕，可怕的是胃气损失，造成脏腑功能下降！

导读：饮食结构的改变，社会压力的增加，使越来越多的朋友出现了胃损伤，于是有了"十人九胃病"的说法。对于胃病，很多朋友并不在乎，认为其无非是影响消化而已，然而实际情况并非如此，胃病最大的伤害，在于其会影响人体最为重要的一类物质，即胃气，从而导致人体后续出现多脏腑的慢性虚损。本节我们来认识一下胃病可怕的结果之一，即胃气损伤。

一位女性胃病患者，胃病十余年，后逐渐出现了贫血的情况，经过正规的补充铁剂等治疗，贫血得到了纠正，但是仍有头晕的症状，后使用了很多的药物治疗，均不见

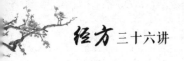

好转。回顾这位患者的治疗，使用过补气补血的药物，也使用过养血祛风的药物，甚至用过补肾的药物，但就是没有见到效果。对于这个患者，该从哪个角度入手治疗呢？

要确定这个患者的治疗方案，首先要分析这个患者的根本问题所在！患者胃病在先，后出现了贫血的情况，伴有头晕、乏力，从现代医学的角度看，长期胃病，会导致维生素 B_{12} 等物质吸收代谢出现问题，故而出现贫血，自然伴有头晕乏力。但贫血恢复之后，头晕为何没有恢复呢？西医无法明确解释，各种检查也没有发现异常。从中医的角度看，胃除了具有接受食物、腐熟食物、吸收营养的功能外，还有维持人体胃气充盈的作用，而胃气的损伤，恰恰可能导致人体元气不足，清窍失养，于是头晕迟迟不能恢复。对照中医理论，我们可以这样认为，胃腑有着内分泌代谢的功能，可以分泌胃泌素、生长抑素、肽类物质等各种激素及因子。胃病之后，胃本身的炎症损伤得到恢复，贫血也纠正了过来，但是胃的内分泌代谢等功能，并没有得到恢复，于是头晕症状仍然存在。

从中医的角度讲，胃包括胃本体疾病和胃气病，这里的胃气病，是指胃的各种物质代谢异常疾病，因为这种物质代谢看不到、摸不着，称为胃气病。中医对于胃气非常重视，认为其与人体的生命健康息息相关，于是有了"有胃气则生、无胃气则死"的说法。故而，从中医的角度讲，患者贫血恢复，头晕未见好转，乃是胃气虚损的表现。

很多医生会治疗胃炎，但如何治疗胃病、胃气病，没有了思路。治疗胃病、胃气疾病，要注意两点，一是要综合调理胃病，防止胃气的损伤，胃气损伤之后，要维持胃功能的持续正常化，促进胃气损伤逐渐恢复。二是饮食不要过于严格，以便维持胃气的功能活性。很多人患胃病之后，医生交代这个不能吃，那个不能喝，这本来是一种正确的理念，但如果造成患者没有了胃口，即没了吃饭的欲望，就会导致胃气活性或活力不足，不利于胃气的恢复。故而高明的胃病医生，会适当满足患者的口舌之欲，从而维持胃气的活力。

胃病、胃气病引起的头晕乏力、身体消瘦、免疫代谢异常，要从胃本身治疗，专项治疗方剂就是半夏泻心汤，该方剂可以调理胃体之病；适当加减，又可以调理胃气之病。此方虽然简单，但是功效却不简单，是胃病治疗、胃气恢复的专项方剂。在临床中，我们以胃为核心，以半夏泻心汤为基础方剂，仔细辨证，加减变化，基本可以治疗常见的胃病及胃气病。

人体之根本为元气，元气三分为胃、宗、中（胃气、宗气、中气）。胃气，作为元气的重要部分，或者说作为人体基因表达的重要部分，对于人体内分泌代谢，维持

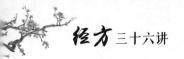

脏腑功能的正常化，具有非常重要的意义，这是胃的潜在功能，也是被现代医学所证实的功能。我们本节所讲的头晕，就与胃气亏虚导致元气不足有关。

若患者有慢性胃病，后续出现一系列的内分泌代谢异常，五脏六腑功能逐渐下降，尤其是伴有难以恢复的头晕，包括健忘，就可能是胃气出现了慢性虚损，一定要进行综合调理！

5.阳明病第五讲　嗓子总不舒服，除了慢性咽炎，还要警惕梅核气！

导读：目前社会中的部分人群，出现了"上热下寒、外实内虚"的体质，这种体质容易出现嗓子部位的不舒服，大部分表现为上火的症状，通常认为是慢性咽炎，但部分治疗效果并不好，乃是因为出现了误诊。本节我们来认识一种容易与慢性咽炎混淆的疾病，即梅核气。

当你的咽喉部位，或者说嗓子出现问题时，医生的第一诊断，基本都是咽炎，若是症状出现了一段时间，医生就告诉你是慢性咽炎。曾经笔者遇到一位年轻女性，长期嗓子部位不舒服，感觉有东西在那里堵着，吐不出来也咽不下去，时不时地要清清嗓子，非常难受，慢性咽炎的药物吃了很多，却没有效果。这个患者来到笔者这里后，诊断为梅核气，吃汤药 2 周左右症状就好了，原因为何？因为只有诊断明确，才能对症下药。

慢性咽炎与梅核气，都会出现咽喉部位的不舒服，时不时地想清嗓子，但两者有明显的不同之处。梅核气的典型症状是咽喉部异物感，吐之不出、咽之不下，喉镜检查咽喉部却没有问题，或者说问题比较轻。慢性咽炎的喉镜检查，可以见到咽喉部位的炎症，但堵塞感的主观难受程度不是特别严重。总结来看，慢性咽炎咽喉部有问题，梅核气咽喉部位可能没有问题，而是一种异常的感觉，故而带有一个"气"字。

梅核气，是咽喉部位的一种异常感觉，这种异常感觉是什么原因导致的呢？如果你找到西医医生看这个病，他会告诉你这是神经官能症，需要自我调节，然后给你开一些营养及调节神经的药物。梅核气，从中医的角度讲，是人体胃之经络运行出现了问题导致的异常感觉，属于胃经病变。

梅核气属于胃经病变，同时还涉及心包经功能障碍，胃经 + 心包经功能失常，是本病的内在病理变化。此类患者，往往会有胃部的基础病变，或者有饮食不节制的诱发因素，造成患者胃之经络运行失常，同时心包经本虚，胃经与心包经交联之后，导致二者交汇的咽喉部位出现异常感觉，即梅核气。

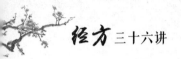
治疗梅核气，中医的特效方剂是半夏厚朴汤，其通过化痰散结、降逆解郁，从而达到治疗梅核气的目的。但是在临床运用中，我们发现半夏厚朴汤时而有效、时而无效，治愈率没有古代医案中的效果好，这又是为什么呢？

从穿凿会通理论看，心包与胃相通，而梅核气恰恰是心包经与胃经的交联疾病，因此治疗梅核气，只从胃经入手，而不顾及心包经，效果就会打折扣，或者说无效。从半夏厚朴汤治疗梅核气古今效果差异，也反映出现代人群的心包经功能异常率是比较高的，这可能与生活、工作压力大有关。

梅核气，不但是胃经和心包经的经络病变，也提示我们心包经的功能异常，此时如果不注意调养身体，改变不良的生活习惯，心包经功能进一步异常，就会出现大脑疾病，如老年痴呆、中风、帕金森等后续疾病。因此，梅核气既是一种疾病，也是一个人体大脑可能患病的提示。

关于梅核气，以及其治疗用药，关键之处就在于顾及心包经，这是本节重点。

6. 阳明病第六讲　治疗多年的胸闷气短，竟然是胃病，了解一下！

导读：在我们的认知中，胸闷气短是心脏疾病的主要症状，还可能是肺病的急性发作，但很多人不知道，胃病也可能出现胸闷气短。胃病引起的胸闷气短，往往被误诊为心脏病，不但浪费医疗资源，还给患者造成巨大的精神压力。本节中我们来认识胃病导致胸闷气短的机制，以及应对的策略。

在就诊的人群中，有部分胸闷气短的患者，医生说是冠心病，于是开始服用治疗心脏病的药物，但这并不能阻止胸闷气短症状的发作。其实这类人群的胸闷气短，并不是心脏问题，也不是肺脏问题，而是由胃病所导致的，故而使用治疗心肺的药物无效。

胃病引起的胸闷气短，具有人群独特性，主要有三点。第一，此类人群多数为女性，且身体比较瘦，个子偏高，皮肤偏白；第二，此类人群多数有胃病病史，如胃炎、胃溃疡，或者是胃功能异常，或者是挑食明显；第三，此类人群胸闷气短发病之前，多数有劳累或者失眠的情况，部分为不良情绪刺激。

在中医经典《伤寒论》中对此病有过描述，其讲"膈内拒痛，胃中空虚，客气动膈，短气躁烦，心中懊侬，阳气内陷，心下因硬，则为结胸"。这里的结胸证，主要症状就是胸闷气短，心中难受、烦躁不安，同时存在前胸部位疼痛，与冠心病急性发作时的症状类似，但却是胃病所导致，故而原文中讲"胃中空虚、客气动膈"。随着时代

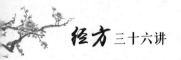

变迁和疾病特点变化，结胸证的症状也有变化，而胸闷气短是结胸证，或者说胃病的症状之一。

　　无论中医还是西医，都认为人体是一个有机整体，而身体内外则具有关联性，如心脏疾病出现左臂内侧疼痛、胆结石出现右侧肩背疼痛、阑尾炎出现上腹部疼痛等。中医认为，人体五脏六腑在体表区域有着自己的"炮口"，并把这个"炮口"称为俞，是人体五脏六腑对外发射炮弹的出口，如心脏俞在胸胁、肝脏俞在颈项、肺脏俞在肩背、脾脏俞在脊背、肾脏俞在腰股等。人体的胃经与心包经相通，心包经为心脏之藩篱，因此胃经及心包经的炮口，也在胸胁区域，大概是剑突到膻中穴的水平区域。

　　部分长期胃病患者，或者说胃经、心包经虚弱人群，会在一定的诱因下，如劳累失眠后出现胸闷气短，此即胃之俞病，或者说胃型胸闷气短。对于胃俞病，或者说胃型胸闷气短的治疗，《伤寒论》把其分为两种类型，分别使用大小陷胸汤治疗，然而临床中，典型的大陷胸汤证，门诊很难见到，多数是小陷胸汤证。

　　我们目前所处社会的复杂程度、饮食杂乱程度、疾病诊疗后变化程度，远胜于古代，因此小陷胸汤往往达不到理想的治疗效果，需要根据胃型胸闷气短的病机，找到更好的治疗方剂，这个方剂就是胃喘汤。胃喘汤是在半夏泻心汤与小陷胸汤联合运用基础上，加入活血养阴及行气化瘀之品，化裁而成，从而更加适合胃喘病的治疗。

胃型胸闷气短，或者说胃喘，是穿凿会通理论体系阳明病的第六讲，针对性的治疗方剂是胃喘汤。该方剂主要解决胃型胸闷气短，防止该病被误诊为心脏病而长期治疗，浪费大量的医疗资源，透支患者的身心健康！

六、厥阴病体系

1.厥阴病第一讲 中医治肝病，做到三防二毒一补虚，效果不一样！

导读：历代以来，治疗肝病的中医名家很多，也留下了很多治疗肝病的经验方剂，但当我们去治疗肝病时，会发现不知用哪个方剂好，或者说用了肝病经验方，效果没有书中写得那么好，原因何在？本节我们借助肝病脏方逍遥散，去探寻问题的答案。

肝脏，是人体非常重要的一个脏器，被称为人体的化工厂，我们体内很多物质的代谢，如糖、蛋白质、脂肪、维生素、部分激素等，都与肝脏关系密切；肝脏还有解毒的功效，可以把人体内部产生的部分毒素代谢清除掉；同时，肝脏还能够分泌和排泄胆汁，促进脂肪的消化吸收；

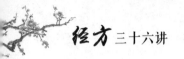

另外，肝脏与人体的凝血功能关系密切。

传统中医学认为，肝脏藏血，具有疏泄、调节血液运行的作用，同时肝脏兼有调节人体情志的重要作用。

治疗肝脏疾病，我们从何入手？

从穿凿会通理论体系来看，治疗肝脏疾病，主要有三个方剂，即逍遥散、柴胡疏肝散和镇肝熄风汤，分别是肝病系统的脏方、经方和俞方。临床中，逍遥散和柴胡疏肝散，是最为常用的两个方剂，"出镜率"特别高。若是考虑到转氨酶升高与肝脏实体相关，则逍遥散的应用更加广泛，是治疗肝脏疾病的主方及王者。

临床中使用逍遥散治疗肝病，时而有效、时而无效，为何？因为没有把握肝脏疾病治疗的整体性，即三防、二毒与一虚。

三防，即防脾伤、防风及防燥。中医认为"见肝之病、知肝传脾，当先实脾"，故健脾益气，防止脾功能受损，是使用逍遥散治疗肝脏疾病的第一防；肝脏本身为风木之脏，易出现风动血旺、肝阳上亢的情况，故而需要防止内风亢盛，这是肝脏疾病治疗过程中的第二防；肝脏与心包六气互化，故容易被燥邪所伤，因此防止燥邪伤肝，是治疗肝脏疾病的第三防。健脾益气，我们往往用党参、白术、茯苓、山药等；祛风，我们可以选用防风、蝉蜕、薄荷等；防燥，我们可以加用枸杞、沙参，甚至用葛根、石膏等。

二毒，是指湿毒和热毒，且湿热常相兼为患，是肝脏损伤的原因之一。清解湿毒，我们可以选用板蓝根、鸡骨草、垂盆草、五味子、草果、石菖蒲等；清解热毒，我们经常用茵陈、栀子、虎杖、大黄等。湿热毒为患，对应现代医学，多数表现为黄疸指标的异常。

一虚，并不是指气虚，而是指肝脏之虚，这种虚是功能之虚，往往表现为肝脏功能的持续异常，或者说肝脏正气持续不得复。调肝脏之虚，多数情况下，要在逍遥散的基础上，加用以升麻、甘草为核心的甘味药物。

肝脏疾病是复杂的，我们临床中要根据具体情况，选用合适的治疗方法及方剂，但是从大数据来讲，从肝脏实体损伤来看，逍遥散无疑是治疗肝脏疾病的基础方；三防、二毒、一虚，则是肝病治疗中逍遥散效果的催化剂。

治疗肝脏疾病，以逍遥散为核心的固定诊疗基础，"三防二毒一虚"的灵活思维模式，多变的诊疗方法，是确保肝病中医治疗效果的三驾马车。

2. 厥阴病第二讲　腹胀胁痛情绪差，治疗胃肠无效，为何疏肝可愈？

导读：部分朋友出现腹胀、消化不好，吃助消化的药物，效果不彰，但使用柴胡疏肝散后，往往效果非常好，

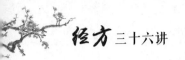
这是为何？作为中医名方的柴胡疏肝散，究竟是通过什么途径来治疗腹胀，与消化系统方剂又有何不同？带着这些问题，我们走近中医名方柴胡疏肝散，看看此方剂的独特之处，为何能够跻身名方行列！

笼统来讲，腹胀、胃满、泛酸、打嗝、嗳气、腹泻等症状，都可以简单归为消化不良，可以使用助消化的药物来获得疗效，但是在临床中，往往出现治疗效果不好的情况，这是为何？原因在于，这些症状虽然属于消化系统，但导致消化系统功能失常的原因，可能在胃肠之外，如胆囊疾病可能导致恶心呕吐；肝病可能导致没有食欲、恶心；阑尾炎可能导致胃痛、恶心；肠梗阻可能导致腹胀、打嗝；包括心肺疾病也可能导致消化不好的情况。

症状属于胃肠、原因不在胃肠，这是消化系统疾病的重要特点，也是我们治疗消化系统疾病的重要原则，而柴胡疏肝散，就是通过疏肝治疗消化系统疾病的特殊方剂。通过现代医学，我们知道肝脏的功能异常，会导致消化系统酶学的改变、胆汁成分的异常，从而影响消化功能，出现腹胀、纳差，甚至恶心的症状。中医学中也讲，肝脏功能异常，可以克伐脾胃，出现脾胃的功能异常。

柴胡疏肝散，通过疏理肝气，达到治疗脾胃疾病的目的，这是我们常规的认知，但仅仅如此讲，对于医生合理使用此方的指导意义并不大。要真正理解柴胡疏肝散，我们就必须通过其药物组成，以方测证，方证合一，这也是医圣仲景的治学思路。穿凿会通"六经三十六方"体系，就是要通过正确的中医理论体系，把理论与实践结合起来，从而使大家真正理解中医，真正会用中医方剂治疗疾病，并在此基础上有所突破及创新。

柴胡疏肝散组成：柴胡、陈皮、枳壳、川芎、芍药、香附、炙甘草。

该方治疗涉及三个层面：一是调肝胆，二是治胃肠，三是养脾胃！

柴胡疏肝散，包括七味药物，柴胡是整个方剂的核心，很多人认为柴胡是治疗肝郁之药，主要入肝经，其实这种认识是不对的。柴胡此药味苦，性平，微寒，主入胆、三焦、小肠经，具有散解"胆、三焦"之郁滞，并祛除消化系统湿热浊邪的作用。胆之郁热，易带动肝气上逆，出现人体气机的上逆，故胆热得解，则肝气可疏。很多医生认为柴胡疏肝，其实并不准确，因为柴胡是通过胆而作用于肝，达到平息肝气上逆的目的。因此，柴胡疏肝散治疗疾病的特点之一，乃是肝胆经功能失常，胆郁肝不顺，气机不利，故胁痛是其较为常见的症状，恶心、纳差、泛酸亦可见到。

胆气郁滞，易造成胃肠功能失常，出现腹胀，故而方

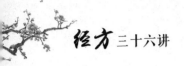

中陈皮、枳壳，一寒一温，辛、苦、酸兼备，起到调理胃肠的目的。

作为柴胡疏肝散，重要的目的之一是疏肝，故而调理肝脏是方剂的重要特点之一，而川芎、芍药，一辛一酸，一补一泻，适当加减，完美调理肝脏。

香附在柴胡疏肝散中，看似位置不太起眼，其实作用不可或缺，其可以补养脾胃，兼清阳明之虚热，作用至关重要。甘草则是调和诸药。

柴胡疏解"胆、三焦"之郁热，川芎、芍药调理肝脏，是本方能够舒缓不良情绪的机制所在。

柴胡疏肝散，其组方之巧妙、严谨，实为中医方剂体系中的一朵奇葩，这也决定了其对于腹胀、胁痛、情绪不畅治疗效果的独特性。若是沿用医圣仲景病证一体、方证一体的诊疗思路，可以得出以下这样的条文：

厥阴、少阳之合病，胁痛、腹胀、情绪郁，柴胡疏肝散主之；三症不必悉具，腹胀，口苦、恶心者，亦可用之；此方之变，肝胆、胃肠、脾胃三端，胃肠者，麦芽、神曲可加，脾胃者，甘松、麦冬、沙参可用，肝胆亦可加郁金矣！

今人学习古方及其用法，不可简单地从教材学之，而是应该真正地了解药性，懂得真医理，这样才能活学活用，真正达到执一方而治疗多病的目的！

3.厥阴病第三讲　颈椎病、高血压，为何要用镇肝熄风汤？

导读：颈椎病，已经成为一种社会性疾病，其发病与我们电子产品的广泛使用，尤其是手机的使用息息相关。与此同时，与颈椎病相关的高血压，发病率也在上升。颈椎问题导致的高血压，是可以治愈的，这与原发性高血压的治疗有很大区别。本节，我们主要解读颈椎病与高血压有什么关系，以及如何使用镇肝熄风汤治疗颈椎型高血压？

门诊一个男性患者，30 多岁，但已经吃高血压药物 5 年了，收缩压控制得可以，但舒张压一直居高不下，还经常头晕，于是想服中药来改善头晕。笔者结合患者的四诊情况，考虑患者的头晕与肝脏有关，于是开了 6 剂的镇肝熄风汤，患者复诊时特别高兴，说头晕好了；最为关键的是，舒张压也降到了正常，这是从来没有出现过的情况；患者还反馈的一个信息是脖子很舒服，感觉脖子活动时比以前柔软了。问题来了，本来是治疗头晕的镇肝熄风汤，为什么能够让患者的舒张压恢复到了正常？又为什么会让患者有脖子柔软的感觉？

现代医学研究表明，颈椎病会影响人体神经、血管的

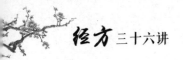

调节功能，并造成颈动脉窦的功能失常，从而形成高血压。近些年，颈椎病型高血压的比例在不断上升，部分医生统计的最高数据，与颈椎病相关的高血压，能够占高血压的50%~60%。

古代中医没有高血压的概念，但对于高血压造成的头晕，则有很多的诊疗经验，因此，我们可以通过中医对于头晕的治疗，来探寻中医治疗高血压、尤其是颈椎型高血压的方法。

中医把高血压，尤其是高血压引起的头晕、脑血管病，归属于风证的范围，于是有了中风的说法。中医认为，肝脏为风木之脏，易出现肝阳上亢、肝风内动，这是中风形成，即高血压形成的重要因素。

古代的文字非常有意思，往往可以通过一个字、一个词，告诉我们一个重要的道理，肝阳上亢一词就是如此。

肝阳，通俗讲是肝脏的阳气，或者说肝脏的阳热之气，这个阳热之气不是肝脏正常所有的，是肝脏功能失常之后形成的一种邪气。

上，是向上走的意思，即肝脏的阳热之气沿着肝之经络上行，到达某一个位置或者区域。

亢，是本词语最为关键之处，其引申的含义是"高"，但其象形文字的本意，则是人的颈部、咽喉部位区域。我们熟悉的一个词语叫"亢龙有悔"，并不是龙飞得高就后悔，而是龙过于高傲，仰起了自己的脖子，就会暴露脖子部位的逆鳞（脆弱部位），有被射杀的可能。

综合起来，肝阳上亢，指的是肝脏异常的阳热之气，上升到达颈部区域，形成的一种疾病状态这个疾病状态，就是我们现代医学所讲的颈椎病，也是颈椎型高血压的原因所在。在中医经典《黄帝内经》中讲到"病在肝，俞在颈项"，就是这个意思。

对于颈椎型高血压，中医往往称为肝阳上亢证，针对性的治疗方剂是镇肝熄风汤。该方剂通过滋养肝脏之阴、清泻肝脏阳热之气，来达到平息人体内风的目的，这样就解除了肝脏对于人体颈项部位的严重影响，从而恢复"亢"之正常功能。

镇肝熄风汤中，牛膝、代赭石的最大作用是救急，缓和肝脏阳气的上逆；龙骨、牡蛎则有平息风邪的作用；龟板、杭芍、玄参、天冬滋养肝脏之阴，起到治本的作用；茵陈、川楝子可以清肝理气；麦芽顾护胃肠、适当升发阳气；甘草调和诸药。

镇肝熄风汤，作为治疗颈椎疾病、颈椎型高血压的医之利器，是医学研究的方向之一，未来可能会获得更加广泛的应用。

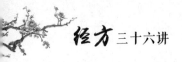

4. 厥阴病第四讲　肠炎腹泻与便秘，大黄均可治疗，这是其"将军"称号的由来吗?

导读:《黄帝内经》是中医的共奉经典，在此基础上产生了诸多的医学流派，攻邪派就是其中之一。提到攻邪，很多人会想到具有泻下作用的大黄，作为中药"将军"，大黄曾经风靡一时，然而现代很多人畏之如虎，这使大黄的很多重要作用没有得到有效发挥。本节结合厥阴体系大肠腑方承气汤，与大家分享关于大黄的一些知识，以重塑大黄"将军"之志。

门诊一位50多岁的男性，慢性腹泻，饭后严重，有时候腹泻难以自控，饭局期间都要上趟厕所，非常尴尬;外地旅游或者办事情时，不敢尽兴地吃东西，害怕附近没有厕所，非常苦恼。西医说是慢性肠炎、肠易激综合征，西药、中药都没有少吃，中药方子用了好多种，但效果不明显。

患者初次就诊时，舌苔有厚腻情况，除此之外，患者舌体胖大有齿痕，脉偏弱，身上没劲也很明显，笔者第一次用了健脾祛湿的思路，1周之后，效果并不明显;二诊时，考虑患者内有湿浊之邪，邪气内存肠道才是疾病的根本因素，于是通因通用，在一诊方剂基础上加了大黄，3

天后患者反馈，腹泻症状好了很多；后续用前方，腹泻症状好转后，逐渐停药。

以大黄为核心的经典方剂承气汤，本是治疗便秘的方剂，但在体内湿浊内停的特殊情况下，可以用来治疗肠炎腹泻，这显示了中医治疗疾病的灵活性。从承气汤，尤其是大黄的功效看，其作用部位主要是在肠道，尤其是大肠系统，这就引申出我们本节讲的主题，大黄为何被称为"将军"？难道仅仅是因为其可以荡涤胃肠之邪气吗？

在人体脏腑器官中，提到将军，我们首先想到的是肝脏，因为《黄帝内经》中讲"肝者，将军之官，谋虑出焉"，大黄被称为药中"将军"，是否意味着大黄可以治疗肝脏疾病呢？中医穿凿会通理论认为，肝脏与大肠相通，国家级名老中医刘学勤教授也提出"肝病肠治、肠病肝治"的理论，可见大肠与肝脏功能的关联密切性。于是，我们可以得出这样的结论，大黄可以荡涤肠道浊邪、燥热之邪，进而维持肝脏功能的正常运行，以保证人体"将军"之官功能的正常运行，故而被称为药中"将军"。

无论在传统中医体系，还是道家体系，都存在"七魄"的说法，七魄对应人体的心、肝、脾、肺、肾、心包与大肠，这里大肠竟然与五脏并列，处于同一层次与地位，可见大肠功能的重要性；无独有偶，在秘传少林易筋经中，第一式动作韦陀献杵式，竟然也是锻炼大肠经的，

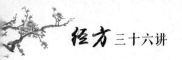

令人惊奇。古人讲一个人要想英姿勃发，就必须拥有一个良好的大肠功能，这可能也是目前肠道美容，或者说大黄美容的根基由来吧！以上这些，无不印证大肠功能的重要性，结合其与肝脏功能的密切性，因此作为大肠腑主药的大黄，可以位列"将军"之位，而以大黄为主药的承气汤，不应被我们忽视。

承气汤治疗便秘之证，这已经为我们所熟知，但承气汤与其他方剂合用，可以很好地治疗腹泻肠炎疾病，并且可以调节情绪异常，甚至能够美容，很多朋友就不知道了。以大黄为核心的承气汤，既能治疗便秘，又可治疗腹泻，原因在于其可以祛除大肠之内的燥邪内结及湿浊内存，这是承气汤的秘密所在。悟透了大肠功能及承气汤的秘密，我们再来看临床中的很多案例，如茵陈蒿汤、大黄䗪虫丸、大黄黄连泻心汤等医案，就很容易理解这些方子的治疗思路。在穿凿会通理论体系中，承气汤被列为厥阴体系的大肠腑方，原因就在于此。

大黄为药中"将军"，以大黄为核心的承气汤加减变化，能够治疗便秘与腹泻等众多疾病，突出的是大肠功能的重要性；体现的是大肠与肝脏功能的关联性；提示的是大肠功能与人体精神思维世界的密切影响性。

5.厥阴病第五讲　体内毒素不消，肠道肿块肿瘤，或许是大肠经出现了问题！

导读：部分朋友体内毒素多，不是身上起脓疮，就是面部起斑疹，还有肠道炎症不断，甚至出现肿块肿瘤。体内毒素多，问题的根源在哪里？本节通过介绍大肠经经方大黄牡丹汤，与大家一起探讨体内毒素过多、肠道肿块肿瘤的原因，分享解决的办法。

提到人体毒素，大家首先会想到肠道毒素，尤其是大肠毒素，原因在于大肠是人体毒素排出的主要器官，可以把身体内部产生的代谢废物排出体外。现代医学认为，人体肠道毒素，主要来源于食物，部分为身体代谢后的废物，少部分来源于大气污染。身体内肠道毒素积存过多，会出现面部痘疮、色斑；身体不同部位的脓疮肿毒；大肠及相关脏器的肿块肿瘤；还会出现血液系统的浊毒留存等。

有位朋友说他胃肠道功能很好，大便也正常，体内应该不会有毒素炎症，但体检时怎么就会有大肠息肉呢？原因在于大肠包括大肠腑和大肠经，大便正常只能说明大肠腑的传导功能正常，而不代表大肠经的功能正常。就好比开车走在路上，你的车况很好，但如果路不好，也很难顺利到达目的地。从中医的角度讲，大肠经功能失常，人体肠道会产生肿毒问题，肠道息肉就是其中之一。

就大肠系统来讲，人体毒素存于大肠腑，就会出现面部及身体其他部位的痘疮肿毒；瘀滞于大肠经，则会出现肿块肿瘤类疾病，这里面就包括肠道息肉；若是毒素进入其他脏器，则可能出现心、肝、脾、肺、肾等脏器的功能失常。大肠系统功能如此重要，故而被列入人体七魄之一，道家称为"除秽魄"，古代医家称为"英魄"。

对于大肠腑之毒素，有效的治疗方剂是承气汤加减，可以通过大便排出毒素；对于大肠经之毒素，我们可以通过两个方面进行调治，一是中医导引术锻炼大肠经，二是中药方剂治疗大肠经。治疗大肠经的方剂，主要以大黄牡丹汤为主，其是穿凿会通理论体系中厥阴病的第五方。

大黄牡丹汤，出自医圣仲景的《金匮要略》，包括大黄、牡丹皮、桃仁、冬瓜子与芒硝，共计五味药物。该方剂主要用来治疗肠痈之病，以阑尾炎为代表。后世医家以此方加减变化，可以治疗肠道肿块、肿瘤性疾病，身体其他部位脓疮肿毒，面部色斑，以及肺部脓肿、肝脓肿等。

肠道无毒素，不是身体真的无毒素，肠经无毒，才能一身轻松。因此，当你的身体出现各种毒素、肠道肿块等表现时，可以通过锻炼大肠经，或者通过大黄牡丹汤加减使用，来真正清除身体内部垃圾，恢复英姿飒爽之态。

6. 厥阴病第六讲 胃病反复治疗多年，最后却是大肠病，这是为何？

导读：人体这个机器是复杂的，内部运行机制更不简单，我们的认知虽然在不断进步，但仍有很多疾病实质不能明了，于是有了杂病的说法。本节与大家分享一个看似是胃病，但却是大肠病的杂病体系。

医生与患者接触时间长了，或许就成了朋友，笔者分享的这个事件，就发生在一位病友身上。这个病友是50多岁的男性，老是有胃部满痛的感觉，在很多医院就诊，都被诊断为胃病，但用药后效果不尽如人意。后来患者选择了中医治疗，多次在笔者医院门诊和住院治疗，每次住院时症状减轻，出院后胃部满痛又逐渐恢复到原来的状况，治疗颇为棘手。之后有很长一段时间，笔者没有看到患者住院及门诊复诊，于是电话询问了一下，患者说吃了一个偏方后，胃部满痛就好了，一直没有再反复。笔者感到很惊奇，就问了患者到底用的是什么偏方，竟然如此神效？没想到这个偏方，只有大黄、芒硝和甘遂三味药物，也就是中医的大陷胸汤。

这位病友的症状是胃部满痛，看似是胃病的症状，但并不是胃病，而是大肠问题，即大肠俞病，所以使用治疗胃病的药物效果不好，大陷胸汤则用之即效，且效果非常之好。

在穿凿会通理论体系中，大肠疾病分为三类，即大肠腑病、大肠经病和大肠俞病，其中大肠俞病，主要是指大肠精气外输之地出现了问题，从而导致胃区及胸胁部位的异常感觉，硬满胀痛就是其主要症状。从解剖学中可以看到，横结肠与胃的位置简直是难分彼此，于是大肠俞病，容易被误诊为胃病，尤其是患者本身有胃炎存在的情况下。

大肠俞病的实质，是大肠蠕动能力失常及结构的轻微改变，从而水湿、燥粪共存，出现硬满胀痛的表现，中医学称之为结胸证，而不是胃病。《伤寒论》形容本病的病理原因是"胃中空虚"，后世《伤寒贯珠集》进一步解读为"胃中者，正大小肠之谓也"，可见古人智慧之高深。

大肠俞病，或者说结胸证，在形成过程中的另外一个重要因素，是太阳病误治，即太阳病（感冒发热类疾病）使用了寒凉清热的药物，伤及太阳系统的肺经、膀胱经，从而导致湿邪留存，波及大肠系统（肺与大肠为表里），故而形成大肠的结胸之病。

结胸证，顾名思义，是疾病结于我们的胸胁部位，这里包括了胃区，故而容易被误诊为胃病，但其实质是大肠疾病，治疗方剂是大陷胸汤。

大陷胸汤，包括大黄、芒硝和甘遂三味药物，其中大黄、芒硝为治疗大肠之专药；甘遂，则为清利肺经之特效药；三药合用，外解肺经、内清大肠，从而恢复大肠俞之功能，结于胸中之邪自解。

胃区硬满胀痛，被误诊为胃病，久治不愈，乃是因为我们中医理论对于大肠俞病认识的缺失。大肠俞方陷胸汤，值得进一步深入研究，从而为更多患者解除病痛之苦。

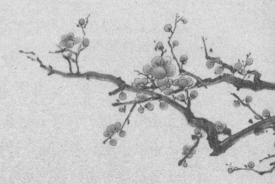

第四部分

经方三十六讲临床验案

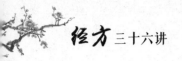

1. 顽固性哮喘案例

患者毕xx，男，78岁，以"反复哮喘发作40余年，加重6年"为主诉就诊。该患者为一住院患者，自40余年前，开始出现胸闷气短，诊断为哮喘，逐渐丧失劳动能力，反复门诊用药治疗，病情逐渐加重。最近6年，哮喘反复发作，每年都要多次住院治疗，于家中也经常吸氧治疗。患者可以平卧休息，稍微活动后即出现胸闷气短加重，要求中医会诊，遂给予诊治。患者饮食可，睡眠无明显异常，大便可，小便正常。四诊舌脉：舌质淡暗，苔黄稍腻，整体脉弱。

中医诊断：哮喘　太阳病体系肺脏脏病 + 少阳病体系心脏脏病。

中医方剂：止咳效方 + 开心汤加减。

药物组成：法半夏10g，陈皮10g，杏仁12g，茯苓20g，厚朴12g，紫苏6g，蜜紫菀9g，黄芩12g，麦冬15g，太子参12g，瓜蒌20g，薤白6g，桃仁9g，葛根30g，山萸肉30g，枸杞30g，甘草6g。

初诊给予3剂，患者哮喘症状明显好转，轻度活动后胸闷气短症状未再发作。二诊5剂，患者服用后胸闷气短症状明显好转，轻度活动已经不受影响。出院时再次给予5剂中药，患者于家中服用。患者再次就诊时，症状大好，已可自行坐公交车来诊，不须孙子陪同。

方证分析：患者哮喘，属于肺脏疾病，诊断相对明确，以止咳效方为基本方剂，在此基础上，演变为治疗哮喘方剂。患者年龄大，长期肺脏疾病，心脏功能必然下降，胸闷气短与心功能有一定关系，因此开心汤为加减方剂。给予麦冬、太子参以益气养阴补肺，而桃仁、山萸肉、枸杞为治疗喘证的必用药物，给予葛根以防止燥邪伤肺。

诊疗思考：此患者，是穿凿会通"六经三十六方"体系初步成形后，笔者治疗的一位患者，是该体系的一次重要尝试及运用。初步使用穿凿会通理论体系治疗哮喘，即获得如此好的效果，出乎笔者意料，正是此位患者，给了笔者极大的鼓舞，从而继续完善了整个穿凿会通理论体系。治疗咳喘类疾病，笔者积累的有效病例最多，最为得心应手，原因在于止咳效方是笔者创制的第一个方剂，下的功夫最为深厚。在下一步的工作中，愿和各位同道一起，在"六经三十六方"的基础上，不断积累经验，相互交流，从而使穿凿会通理论体系更加完善，让更多医生快速成长，让患者受益。

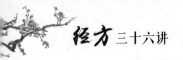

2. 顽固性胸水案例

患者师xx，男，51岁，以"胸水2月余"为主诉就诊。患者长期饮酒，2个多月前出现腹胀、纳差，于医院就诊，诊断为肝硬化腹水，右侧胸水，住院治疗，患者肝功能恢复正常，腹水消退，但胸水持续存在，每日引流管均有胸水流出。各种检查未明确胸水原因，持续引流管引流胸水，2月余，胸水仍未好转，遂来诊。患者平素性格急躁，无其他病史，有间断轻微鼻塞流涕，饮食睡眠可，大便正常，小便色黄。四诊舌脉：舌质暗红，苔薄白，左寸脉弱，右寸脉略浮。

中医诊断：胸水　太阳系统膀胱腑病＋心脏脏病。
中医方剂：五苓散＋开心汤加减。
药物组成：猪苓15g，茯苓30g，白术30g，泽泻30g，桂枝6g，细辛3g，葶苈子12g，川、怀牛膝各15g，防己15g，法半夏9g，薤白6g，瓜蒌30g，枳壳12g，杏仁12g，麦冬6g，甘草6g。

初诊给予中药5剂，患者服药后1周复诊，胸水引流管未见胸水流出，彩超提示有少量胸水，遂拔出胸水引流管。二诊开原方7剂，服药完毕后胸水好转，复诊未见复发。但患者未能戒酒，肝硬化较前进展，曾出现消化道出血。

方证分析：患者肝硬化后胸腹水，腹水消退，但胸水仍持续存在，此时胸水与肝硬化关系已不大，而是体内水液代谢系统出现了问题，尤其是胸部水液代谢问题。患者住院期间应用抗生素治疗，未见效果，故而炎症性胸水可以排除，胸部水液代谢问题，多数考虑与淋巴管等管路系统相关。从中医的角度讲，胸部为肺、膀胱经之地，结合患者体无热象，以及右寸脉浮，考虑为膀胱腑病，从而导致水液不得气化，故主方选用五苓散。结合患者左寸脉弱，考虑心脏功能弱，推动血液运行能力下降，亦不利水液代谢，因此开心汤部分药物，亦加入此方。川、怀牛膝，细辛，葶苈子，防己，为针对胸水的组合药物，为对症治疗。患者鼻塞流涕，考虑肺经之病变，加用枳壳、杏仁以宣肺化痰，以通上窍，有提壶揭盖之意。

诊疗思考：治疗疾病，抓主症非常重要，此时就需要我们有一套较为完整的理论体系作为依托及依据，穿凿会通理论体系便由此而来。对患者顽固性胸水，初时考虑与肝脏相关，但之后的病情变化，还是考虑肺与膀胱之问题，而鼻塞流涕、右脉浮是重要的提示点，这也说明面诊的重要性。肺与膀胱同属于太阳病体系，其中膀胱系统与水液代谢的关系更加密切，因此定位膀胱腑问题。中医诊疗疾病，有时候会用到对症性治疗药物，多数是经验传

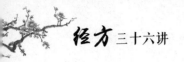

承，没有太多道理可讲，细辛、葶苈子等利水药物的使用，便是如此。

3. 小腿酸痛案例

患者王xx，男，65岁，以"小腿酸痛2个月"为主诉就诊。患者为肺癌患者，间断咳嗽咳痰，自2个月前开始出现小腿部位酸痛不适，下午加重，且口苦明显，多方求诊，无法明确诊断，服用舒筋通络药物，效果亦不佳，遂来求诊。患者既往无其他病史，平素身体素质尚可，饮食可，睡眠正常，大便干，小便可。患者目前咽部疼痛，四诊舌脉：舌质暗红，苔稍滑，右寸脉略数。

中医诊断：太阳体系肺脏病。
中医方剂：止咳效方加减。
药物组成：法半夏10g，陈皮12g，炒杏仁12g，茯苓15g，厚朴10g，苏子9g，紫菀10g，黄芩12g，金银花15g，连翘20g，火麻仁30g，炒白芍30g，伸筋草30g，白术20g，柴胡9g，甘草9g。

初诊给予3剂，患者服药完毕，小腿酸痛及口苦症状均有减轻，尤其是小腿酸痛午后未再加重。二诊续用原方7剂，患者用药后余轻微小腿酸痛，口苦好转。

方证分析：患者小腿酸痛为主要不适症状，具体定位脏腑，考虑胆经问题、膀胱经问题或者肝经问题，结合口苦明显，倾向于胆经病变。患者患肺癌，有咳嗽咳痰症状，肺脏病变较为明确，因此以肺脏脏方止咳效方为主方。方中加用柴胡，有小柴胡汤之意，疏利胆经。金银花、连翘清热解毒，针对咽痛而设，同时有清胆之意。白术健脾祛湿，白芍、伸筋草养阴柔肝、疏筋止痛，兼顾膀胱经、肝经问题。甘草调和诸药。

诊疗思考：患者小腿酸痛，寻找根本原因是此病治疗的关键。从一元论的角度讲，肺癌为该病的核心，肺与膀胱为表里，结合舌苔滑，考虑膀胱经有问题；从时间角度讲，胆病解于肺、大肠，故肺病与胆经易出现相互影响，结合口苦，胆经病变亦存在；在部分医案中，多把小腿酸痛归结于肝经失养。综合来看，肺病为疾病核心，因此以止咳效方为主方，兼顾其他三个方面的问题，虽然获效，但是还需通过更多的病例积累，来掌握此类疾病变化的实质。

4. 尿频烦躁案例

患者王xx，女，42岁，以"尿频、尿急伴烦躁不适3天"为主诉就诊。患者有胃病病史，反复出现泌尿系感染，3天前患者无明显诱因，出现尿频、尿急，小腹胀痛，并伴有烦躁不适，服用左氧氟沙星片等药物治疗，效果不

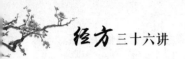

佳，症状改善不明显，遂来诊。患者平素身体素质偏弱，饮食量少，睡眠可，大便正常。四诊舌脉：舌质暗红，苔薄黄稍腻，脉细数。

中医诊断：太阳体系膀胱俞病。

中医方剂：抵当汤＋八正散加减。

药物组成：大黄6g，桃仁12g，水蛭3g，木通9g，车前子9g，萹蓄12g，炒栀子9g，滑石12g，瞿麦9g，党参9g，茯神20g，甘草6g。

初诊给予3剂，仍继续服用左氧氟沙星片，患者服用药物第2日，诉大便有黑色黏冻状物质排出，烦躁症状明显好转，3剂药物服用完毕，尿频、尿急也大有减轻。二诊以八正散为主方，去一诊方剂之水蛭，给予5剂，患者症状痊愈。

方证分析：患者尿频、尿急，疾病定位在膀胱系统，西医谓炎症，中医称为淋证，结合患者小腹胀痛，属于膀胱俞病，故以抵当汤为主方。患者淋证，急性发病，膀胱与小肠同属太阳经，因此需清热通淋，加用八正散。患者有胃病病史，平素体弱，加入党参、茯神以健脾益气，并安神。

诊疗思考：尿路感染为常见疾病，治疗方案并不复杂，且使用抗生素治疗，效果往往立竿见影，该患者应用抗生素效果不佳，并伴随有情绪烦躁不安，这是辨证治疗的重点。从《伤寒论》中我们知道，热在下焦，小腹硬满，可以出现精神烦躁不安，该患者为热在膀胱，符合医圣仲景所论述情况。这种热在下焦的情况，可以使用抵当汤治疗，好转迹象是"下瘀血乃愈"，该患者用药后大便有黑色黏冻状物质，即考虑为瘀血。通过该患者治疗，我们明白医圣仲景讲的下瘀血，实为瘀血从肠道而出，另外，热在下焦，应该是热在小肠或者膀胱，是小肠与膀胱的单独或者联合病变。笔者曾经遇到一中年男性，工作经常久坐不动，后出现小腹胀满不适，情绪易于烦躁，甚至有打人的冲动，当时用了好几种治疗思路，疗效不佳，现在想来，患者应该也是膀胱俞问题。

5. 糖尿病案例

患者张xx，男，65岁，以"发现糖尿病2年"为主诉就诊。患者于2年前体检发现血糖升高，明确诊断为糖尿病，口服格列齐特片、二甲双胍片控制血糖，血糖控制可，近2个月血糖控制不理想，空腹血糖在10mmol/L以上，抵触使用胰岛素控制血糖，遂来诊。患者既往有前列腺病史，平素身体素质稍差，经常有乏力症状，饮食睡眠可，大便可，小便淋漓。四诊舌脉：舌质暗红，苔薄腻稍干，左寸脉稍数，右寸脉弱。

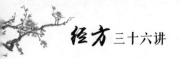

中医诊断：太阴体系脾经病。

中医方剂：补中益气汤加减。

药物组成：黄芪 15g，太子参 9g，白术 15g，柴胡 6g，升麻 9g，当归 20g，陈皮 9g，葛根 30g，芦根 30g，泽泻 15g，茯苓 15g，淡竹叶 6g，木通 6g，炙甘草 6g。

初诊给予 5 剂，患者未停用降糖西药，血糖下降至 10mmol/L 以下。二诊给予 7 剂，患者小便淋漓程度减轻，服药期间出现低血糖，未敢继续服药。

方证分析：患者血糖升高，为体内调控系统功能失常，主要以胰岛功能为主，可能涉及升糖激素问题，兼有乏力，因此归入太阴脾经病范畴，选用补中益气汤为主方。给予葛根、芦根以养阴生津，切合糖尿病消渴病机。泽泻、茯苓、淡竹叶、木通为小便淋漓所用药物，甘草调和诸药。

诊疗思考：使用补中益气汤治疗糖尿病，是笔者在临床过程中逐渐发现的经验治疗方法，不论何种类型糖尿病，均能获得一定效果。此患者在使用中药治疗糖尿病期间，未停用西药，结果导致低血糖的出现，是非常典型的病例，因此与大家分享，凸显该方对于糖尿病的治疗作用。从治疗有效的角度讲，糖尿病的发病机制，实与人体免疫能力下降、中气不足有关，这是未来治愈糖尿病的研究方向之一。

6. 心衰案例

患者李xx，女，77岁，以"活动后胸闷、左肩背不适1个月"为主诉就诊。患者有冠心病病史，曾行心脏支架植入，规范服用治疗冠心病药物，平时即有左侧肩背部轻度酸痛，活动后出现胸闷，同时伴有左侧肩背部酸痛不适加重，整体体力较原来明显下降，间断莫名心烦不适。患者肩背酸痛不适，莫名心烦，多方用药，效果不明显，遂来诊。患者既往有高脂血症病史，平素饮食睡眠可，大便正常，小便无异常。四诊舌脉：舌质暗红，苔薄腻，左寸脉弱，右寸脉略数。

中医诊断：少阳体系心脏脏病。

中医方剂：开心汤加减。

药物组成：全瓜蒌20g，薤白6g，法半夏9g，生地黄15g，川芎12g，当归30g，炒白芍20g，丹参20g，降香6g，麦冬15g，南沙参15g，炒栀子9g，淡豆豉12g，炒麦芽20g，炒僵蚕9g，炙甘草6g。

初诊给予7剂，患者用药后肩背部酸痛不适明显减轻，莫名心烦好转，诉有明显汗出。二诊患者未至，根据

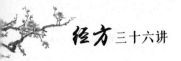

服药后症状变化，减去淡豆豉 6g，余药物不变，7 剂之后患者肩背部酸痛不适及莫名心烦好转，活动后胸闷减轻，体力也较前有提升。

方证分析：患者活动后胸闷，结合患者冠心病病史，考虑为心功能不全、心衰，其左侧肩背酸痛，亦为心衰表现，故诊断患者为心脏脏病，以开心汤为主方。患者莫名心烦，无明显口干舌燥症状，考虑为心包经病，加用栀子、淡豆豉。心包疾病，易见燥证，给予麦冬、沙参以养阴补虚。僵蚕、麦芽为通心络之药对，甘草调和诸药。

诊疗思考：患者主要症状包括三个方面，分别是胸闷、左侧肩背部酸痛不适及莫名心烦，其中左侧肩背部酸痛不适为患者最难受症状。从现代医学的角度讲，左侧肩背部不适，往往与冠心病有一定关系，结合患者活动后胸闷情况，考虑其为心脏功能虚弱，故而出现以上症状。莫名心烦，属于心包症状，可以作为独立病变，也可以认为是心脏虚所导致，在调整心脏功能的基础上，加用栀子豉汤。开心汤，是笔者临床中应用较为广泛的一个方子，原因在于很多患者规范使用西药，心肌供血方面改善相对较好，但对于心功能衰竭的改善，实无特别有效药物，虽然目前已经有了重组人脑利钠肽、左西孟旦注射液等针剂，但是仍没有中药效果独特。

7. 脸麻及眼睑跳案例

患者张xx，女，73岁，以"左侧脸麻及眼睑不自主跳动5个月"为主诉就诊。患者5个月前，无明显诱因出现左侧脸部麻木，并伴有左侧眼睑不自主跳动，同时有轻度头晕。初时以为是脑血管病，住院治疗，头颅检查可见腔隙性梗死，未见其他实质性脑血管问题，用药后效果亦不明显，后在一亲戚介绍下来诊。患者有高脂血症，2型糖尿病及冠心病，长期服用相关药物治疗，平素有口苦症状，晨起明显，饮食量少，睡眠可，大便略干，小便正常。四诊舌脉：舌质暗红，舌下脉络迂曲紫暗，苔薄黄，左寸脉数，左右尺脉弱。

中医诊断：少阳体系胆俞病。

中医方剂：天麻钩藤饮加减。

药物组成：天麻10g，钩藤12g，石决明12g，栀子炭9g，杜仲15g，桑寄生15g，牛膝20g，黄芩12g，夜交藤20g，茯神15g，益母草9g，枸杞20g，赤芍15g，麦冬12g，火麻仁20g，甘草6g。

初诊给予3剂，患者服用至第2剂时，左侧面部麻木及眼睑跳动即明显好转，服用第3剂药物时，上述症状即好转。二诊时未敢调动方剂，仍守原方5剂，患者症状好

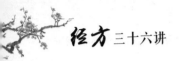

转，未复发。

方证分析：患者左侧面部麻木及眼睑不自主跳动，属于中医风证范畴，从胆俞、心包俞及肝俞论治，结合患者口苦、轻度头晕及脉象，考虑为胆俞病变，故以天麻钩藤饮为主方。患者为老年女性，有大便干，且风证易并发躁证，加入枸杞、赤芍、麦冬以养阴祛风，并加火麻仁润肠通便，甘草调和诸药。

诊疗思考：穿凿会通理论体系的特点，使诊断精准，则用药效果极佳，本例患者即是如此。在用药之前，未想到3剂药物，能够解决患者5个月的面部麻木及眼睑跳动问题，且在当时医院栀子临时缺药，以栀子炭代替的情况下仍效果明显。一个医生的成长及自信心培养，一是了解医理，二是不断治愈患者疑难疾患，穿凿会通理论"六经三十六方"体系，就是这样的一个理论与实践兼有的创新中医体系。

8. 严重口干案例

患者李xx，男，74岁，以"口干纳差1个月，加重1周"为主诉就诊。患者1月前发现转氨酶升高，住院治疗，肝功能恢复正常，但是口干症状逐渐加重，已经影响到饮食，口干咽干至食物无法下咽。尤其是最近一周，口干、纳差症状更加严重，只能进食流质食物，遂来诊。患者除了本次肝功能异常，平素身体健康，唯一问题是大便偏干。患者睡眠可，小便正常。四诊舌脉：舌质暗红，苔厚腻而干，左尺脉数。

中医诊断：口干症　三焦腑病 + 三焦俞病。

中医方剂：升降散 + 达原饮加减。

药物组成：僵蚕 12g，连翘 12g，大黄 6g，郁金12g，草果 12g，槟榔 9g，厚朴 12g，土茯苓 15g，水牛角 9g，赤芍 15g，芦根 20g，葛根 20g，知母 6g，炒麦芽 20g，沙参 20g，甘草 6g。

初诊给予 3 剂，见到效果，口干症状较前减轻，基本能够进食。二诊续用原方 5 剂，患者服用后症状基本好转，舌苔明显消退。三诊守原方 5 剂，叮嘱其按照半量服用，10 天口干症状完全好转。

方证分析：患者病后严重口干，以至于影响到进食，结合患者舌质红及舌苔情况，考虑为湿浊内存，且是病后出现，因此考虑为三焦病变。三焦病变包括腑病、经病和俞病，三焦腑病多无湿浊，三焦俞病多见湿浊，因此考虑为三焦腑病 + 俞病，故选用升降散 + 达原饮为主方。加用土茯苓、炒麦芽以增强化湿浊之力，加用水牛角、芦根、葛根、沙参以增强清热生津之功。通常情况下，化湿与滋阴生津不同时使用，但考虑该患者口干症状较重，且

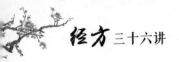

升降散与达原饮协调使用，可以发挥出气机升降运化之功，故而两类药物同用。

诊疗思考：口干症状，通常被归入阳明病体系，多数使用竹叶石膏汤等治疗。本例患者既往无胃病等病史，亦无心包疾病的征象，本次发病口干为突然出现，故而考虑为外感湿浊邪气，应该从三焦膜原论治，这是整个疾病诊疗的立足点及出发点。在部分中医文章中，有"西医输液是外在水湿之邪入体"说法，故而考虑是三焦水湿代谢出现了问题，从而水湿不能正常运化，进而导致的口干。患者除了口干，还有咽干，而咽喉部位，就涉及三焦膜原系统，这也是笔者选择以三焦为治疗基础的原因所在。在运用升降散时，笔者会根据患者的具体情况有所变化，而不是运用原方。

9.咽部异物感案例

患者王xx，女，27岁，以"咽部不适2个月"为主诉就诊，患者平素有胃病病史，2个月前进食辛辣等食物后，出现咽喉部不适，同时有胃部不适。口服泮托拉唑胶囊等药物治疗，胃部不适症状好转，仍有咽喉部不适，有咽喉部堵塞感，症状时轻时重，多方求诊，效果不佳，甚是苦恼，遂来诊。患者无其他病史，平素月经规律。饮食可，喜欢辛辣刺激食物，夜眠可，大便偏干，小便正常。

四诊舌脉：舌质暗红，舌尖稍红，苔薄稍腻，右尺脉略弦。

中医诊断：梅核气 阳明体系胃腑 + 胃经病，兼有心火。

中医方剂：半夏泻心汤 + 半夏厚朴汤加减。

药物组成：姜半夏 6g，陈皮 10g，黄芩 12g，黄连 6g，干姜 6g，党参 9g，厚朴 12g，苏叶 9g，茯苓 12g，麦冬 30g，丹参 20g，栀子 12g，桃仁 12g，当归 30g，麦芽 12g，甘草 6g。

初诊给予中药 3 剂，患者服药后诉咽喉部症状基本缓解，无胃部不适，仍诉大便干，舌苔稍干，余舌脉无变化，去麦冬，加火麻仁 30g 以润肠通便，给药 3 剂。患者二诊用药期间进食辛辣食物，咽喉部堵塞感稍加重，嘱其注意饮食，继续服药，咽喉部堵塞感消失，随访未复发。

方证分析：患者病之根源在于胃，乃胃病久犯，胃腑及胃经功能失常，加之辛辣食物刺激，导致胃部不适，咽喉部堵塞感，用药后胃腑功能恢复，但胃经仍然有功能失常，故而咽喉部堵塞感不消。结合患者病证，选方时以"胃腑之方半夏泻心汤 + 胃经之方半夏厚朴汤"，二方合用，作为基础方剂；同时给以栀子清热、麦芽消食健脾，

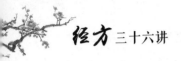

并给以丹参、桃仁、当归以活血，兼以通便；阳明之病，易伤阴津，给以麦冬以养阴清热，甘草调和诸药。

诊疗思考：咽部异物感，可以归入梅核气范畴，部分相当于现代医学的慢性咽炎，针对性的方剂是半夏厚朴汤，此患者兼有明显胃腑问题，单纯半夏厚朴汤，效果不佳，故加用半夏泻心汤。对于梅核气，火热及津亏，往往是其内在病理机制，因此养阴药物为必用，此患者重用麦冬，即为此意。患者二诊稍有波折，依然获效，但笔者认为方剂"减去麦冬"为失误之处，应该养阴以通便。

10. 胃喘证案例

患者王x，男，67岁，以"胸闷气短4年"为主诉就诊，患者长期帮朋友打官司10年，情绪不舒畅、长期愤怒，于4年前开始出现胸闷气短，活动后加重，就餐时头颈部汗出，冠脉造影提示前降支狭窄50%左右，胃镜提示萎缩性胃炎。肺功能检查提示小气道功能障碍，之后一直围绕冠心病、慢性支气管炎、胃炎这三项疾病治疗，但胸闷气短症状始终未能获得理想效果，短距离行走后胸闷、气短即加重，且有餐后腹胀，患者诉口唇及舌头青紫较前好转。患者饮食量少，睡眠可，大便正常，小便正常。四诊舌脉：舌质紫暗，舌下脉络迂曲，苔厚稍滑腻，左关脉弦，右尺脉弱。

中医诊断：喘证 阳明体系胃俞病，兼有血瘀。

中医方剂：胃喘汤加减。

药物组成：姜半夏9g，陈皮12g，枳壳12g，黄芩9g，丹参20g，红花9g，延胡索20g，木香10g，炒莱菔子15g，甘松12g，瓜蒌子12g，南沙参20g，炒麦芽12g，炒神曲10g，炙甘草6g。

初诊给予5剂中药，患者自觉对于药物敏感，且长期使用药物，害怕药物不对症出现副作用，于是按照药物的半量服用。患者服用药物第三天，胸闷气短症状即明显好转，药物服用完毕，胸闷气短症状未再出现。

方证分析：患者胸闷气短为主要不适症状，本身有冠心病及慢性支气管炎及胃病，且三种疾病都可能导致患者胸闷气短的出现。抓住胸闷气短这个核心，结合患者情况，考虑患者胸闷气短为胃俞之病，故使用胃喘汤治疗。胃喘汤之中，有调胃之药，有活血化瘀之药，有宽胸理气之药，有疏肝理气之药，有消食健脾之药，共同组成了经验方剂胃喘汤。减去胃喘汤中的当归，考虑其辛温之性会导致方剂整体失去平和；患者胃病日久，舌苔腻，加用了神曲以和胃消食除胀。

诊疗思考：患者胸闷气短，同时有冠脉狭窄，但二者有对应关系吗？答案是未必。本例患者的胸闷气短，考虑

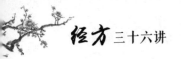

是胃病所导致，即胃俞之病。患者用药 5 剂，整个胸闷气短即好转，这个效果出乎所料，也从侧面证明，患者胸闷气短，实非心脏问题。患者另外一个突出症状，是就餐时头颈部汗出，从中医的角度看，这是阳明之症，即胃病系统的问题。结合以上各种分析，患者胸闷气短，实为胃喘证。

11. 莫名手抖、心慌案例

患者谢 xx，女，35 岁，从事母婴工作，性格平时也比较开朗，以"莫名心慌、手抖 3 个月"为主诉就诊。患者自诉工作并不紧张，情绪也不紧张，但是一进入产妇和新生儿的房间工作，就开始出现心慌、手抖，严重时不能抓握东西，离开房间后症状就逐渐缓解，特别奇怪。心电图、头颅 CT、各种彩超，包括常规肝功能等检查，都没有发现问题，各种药物也使用了，包括精神镇静类药物，均无效果，遂来诊。患者平时除了嗓子不舒服，没有其他疾病，平素饮食可，夜眠可，大便偏干，小便正常。四诊舌脉：舌质淡红，苔薄黄腻，左寸脉弱，左关脉略弦。

中医诊断：手抖、心慌症（风证） 胃经病 + 心脏脏病，兼有三焦腑病。

中医方剂：半夏白术天麻汤 + 开心汤 + 升降散加减。

药物组成：法半夏 10g，白术 15g，茯苓 20g，橘红 10g，天麻 9g，钩藤 15g，僵蚕 9g，大黄 6g，黄芩 10g，连翘 12g，薤白 6g，瓜蒌 20g，麦冬 9g，甘草 6g。

初诊给予中药 3 剂，患者服用后症状减轻，莫名心慌、手抖偶有出现；二诊续用上方 7 剂，患者服用后心慌、手抖未再发作。

方证分析：患者心慌、手抖，考虑为中医风证，可以从三个方面分析，即少阳体系胆俞病、厥阴体系肝俞病，或者阳明体系心包俞病。结合患者有心慌表现，考虑为心包病变，且患者平素有嗓子部位不适，亦考虑心包、胃之功能失常，因此以心包俞方，即半夏白术天麻汤为主方。患者心脉偏弱，考虑以开心汤部分药物瓜蒌、薤白、半夏加入本方，以增强心脏功能，且瓜蒌可以开胸祛热，并有治疗便秘的功效。观察到患者面部有疮痘暗存，考虑存在内分泌免疫方面问题，同时患者有便秘，舌苔也稍黄腻，于是加入升降散变方（僵蚕、大黄、黄芩、连翘）。给予麦冬以适当养阴，甘草调和诸药。

诊疗思考：该患者治疗过程中，半夏白术天麻汤为正方，主体治疗思路确定之后，其他的方剂加减，可能会有医者自己的思考和灵机用药。治疗中，开心汤核心药物瓜蒌、半夏、薤白的应用，主要依据脉象而来，存在一定的随意性，因为每个人对脉学的理解会有差异。升降散，本不在最初方剂之列，是在观察到患者面部暗疮后加用，同时考虑到僵蚕的祛风作用，大黄的祛热通便作用，以及连翘的清热解毒，符合患者疾病病理，故而加用。疾病体系是复杂的，我们往往需要抓住要点，以明确病变部位，该患者诊疗中，手抖提示风证，心慌提示心、心包问题，嗓子问题考虑心包、胃，综合来看，病变核心在心包，这是诊疗中的一个思路。

12. 唇肿案例

患者万xx，女，50岁，以"反复唇肿半年"为主诉就诊。患者半年前吃烧烤食物后出现双唇肿胀，伴有胃部不适，服用清热解毒药物，约1周好转。之后双唇肿胀反复出现，多数是在进食刺激性食物后，包括吃萝卜后，也出现双唇肿胀，约1周可自行好转。曾多方治疗，未见起色。患者就诊前一天吃火锅后再次出现双唇肿胀，遂来诊。患者平素体质可，有慢性胃炎，饮食睡眠可，大便偏干，小便正常。四诊舌脉：舌质暗红，有瘀点，苔黄稍腻，左寸、关脉略盛。

中医诊断：唇肿　阳明体系胃腑病＋少阴体系三焦腑病兼瘀。

中医方剂：半夏泻心汤＋升降散加减。

药物组成：法半夏12g，陈皮12g，黄芩12g，黄连6g，干姜6g，党参12g，当归20g，红花15g，丹参20g，僵蚕9g，薄荷6g，大黄6g，郁金12g，白芷9g，甘草12g。

初诊给予3剂，患者服用第二天唇肿即明显消退，大便亦正常，第三天完全消退。二诊继续使用原方，给予10剂，后患者未再复诊，且因工作调动原因，未能跟踪回访。

方证分析：患者双唇肿胀，且有明显诱发因素，从现代医学的角度讲，首先要考虑过敏因素，但仅仅双唇肿胀，靠过敏无法完全解释。从中医的角度讲，双唇区域，大概与胃、大肠关系密切，结合患者胃病病史，考虑患者疾病主要病机为胃腑病变，因此选用半夏泻心汤为主方。患者大便干，且考虑免疫过敏因素，因此存在三焦腑病，升降散亦被选用。舌质瘀血征象明显，当归、红花、丹参对症用药以活血化瘀。肝脉略盛，考虑肝气郁滞，加入郁金、白芷有引药上行之意。甘草用量较平时大，除了调和诸药，亦有解毒之意。

诊疗思考：穿凿会通理论体系，具有独特的辨病辨证思路，其以脏腑、经络、腑俞为症状立足点及归属点，以明确病变部位，从而制定诊疗策略。穿凿会通理论体系，

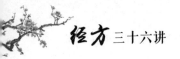

包括辨证论治，通过辨别人体阴阳、寒热、虚实、痰瘀等变化，以加减用药。疾病的出现，必然不是无缘无故，而是有内在及外在原因，患者胃病病史，以及饮食刺激，包括肿胀部位，是本案例的辨证要点所在。

13. 失眠案例

患者高x，女，46岁，以"失眠5个月"为主诉就诊。患者长期胃病，有十二指肠溃疡病史，5个月前，无明显诱因开始出现夜间多梦，失眠，晨起困倦，同时有双侧髋部、两大腿外侧疼痛不适，下肢无力。初时未在意失眠，主要治疗双侧髋部及大腿外侧疼痛，腰椎磁共振未见明显脊髓压迫问题，服用中药、推拿及理疗后也未见好转，基本放弃髋部及大腿疼痛治疗问题。患者失眠多梦逐渐加重，后来诊。患者平素生活规律，饮食也相对规律，工作压力稍大，饮食可，大便及小便正常。四诊舌脉：舌质淡暗，苔厚、稍干，右尺脉稍数。

中医诊断：失眠　阳明系统胃腑病 + 心包脏病，兼有太阳体系膀胱经病。

中医方剂：半夏泻心汤 + 竹叶石膏汤加减。

药物组成：姜半夏9g，陈皮12g，黄芩10g，干姜6g，党参12g，大枣3枚，淡竹叶6g，生石膏15g，麦冬15g，生龙牡各30g，夜交藤30g，威灵仙30g，郁金12g，炒麦芽15g，白豆蔻6g，甘草6g。

初诊给予5剂，患者用药后失眠症状减轻，胃部不适症状未再出现，双髋及双侧大腿外侧疼痛明显好转，双下肢无力恢复。二诊去炒麦芽、白豆蔻，加用川、怀牛膝各30g，延胡索20g，给予7剂，患者服用后以上症状均好转，未再持续复诊。

方证分析：失眠多梦是患者就诊时主要症状，该症状往往涉及心胆问题、心包问题、肝脏问题，结合患者胃病、十二指肠疾病病史，考虑胃心包病变，因此以半夏泻心汤及竹叶石膏汤为主方。针对失眠多梦，考虑有阳明燥热，给予龙骨、牡蛎、夜交藤以对症用药。麦芽、白豆蔻以化湿消食健脾，威灵仙、郁金针对下肢痹痛用药。

诊疗思考：对于失眠多梦的治疗，多数要从心包系统入手，本病患者有胃病、十二指肠溃疡疾病，符合胃－心包联合病变的病理机制。最初诊断时，笔者考虑患者痹痛为膀胱经病变，但并未使用针对性治疗药物，但该患者用药后双侧髋部及双侧大腿外侧疼痛好转，是意外的收获，因为本方中除了威灵仙及郁金，并未使用其他治疗痹痛药物，因此考虑患者痹痛，应该与胃经病变有关。中医讲"治痿独取阳明"，可见痿证发病与阳明"胃、心包"系统相关，大概可以认为是肌肉、经脉失养性改变。患者下肢

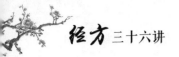

无力，属于痿证范畴，比较容易理解，而其双侧髋部、双侧大腿外侧疼痛，则不易解释，只能理解为经脉肌肉失养，不荣则痛。

14. 皮肤血管痣案例

患者赵 xx，男，38 岁，以"周身多发皮肤血管痣1月"为主诉就诊。患者长期饮酒，有酒精性脂肪肝病史，近段时间饮酒较多，1 月前开始周身多发皮肤血管痣，初时较少，后逐渐增多，患者曾因肝病在笔者处中药治疗，遂来诊。患者来诊时有肝病面色，略晦暗，周身散发皮肤血管痣，以躯干部位为主，易急躁，饮食可，睡眠差，大便略溏，小便正常。四诊舌脉：舌质暗红，苔薄黄稍腻，左关脉弦。

中医诊断：皮肤血管痣　厥阴体系肝脏病。
中医方剂：逍遥散加减。
药物组成：当归 20g，赤芍 30g，柴胡 6g，茯苓 30g，白术 12g，干姜 6g，薄荷 6g，黄芩 12g，丹参 20g，牡丹皮 12g，桂枝 6g，栀子 9g，威灵仙 30g，白鲜皮 20g，甘草 9g。

初诊给予 7 剂，患者服用后睡眠有改善，血管痣较前减少，无新发血管痣。二诊前方去肉桂，加升麻 9g 以清热解毒、升阳发表，给予 5 剂，患者服用后血管痣明显消退。三诊去桂枝，余同前方，给予 7 剂，患者服药后血管痣彻底消退。

方证分析：患者有肝病基础，在长期饮酒后出现皮肤血管痣，考虑肝脏代谢异常，导致毛细血管出现异常增生性改变或者畸形，形成血管痣，故患者为肝脏脏病，选用逍遥散为主方。给予丹参、牡丹皮以凉血活血，栀子、黄芩清热。给予桂枝，配合赤芍、干姜、甘草，形成桂枝汤，和解营卫。血管痣毕竟为皮肤疾病，给予威灵仙、白鲜皮祛风除湿、清热解毒，对症使用。

诊疗思考：对于皮肤血管痣治疗，之前也没有什么经验，且没有太多经验方剂可用，但从患者血管痣形成过程，可以推断与肝脏功能失常有关。用药之后，效果非常好，血管痣快速消退，出乎笔者所料。由此类推，肝脏内部血管瘤的治疗方案，也可以从调理肝脏，从逍遥散入手，加减用药。中医诊疗疾病，有时候是一种经验积累，经验积累到一定程度，就会逐渐形成自己的诊病特色。我们通过穿凿会通理论体系，尽量挖掘经验背后的理论基础，把一次性的经验，变为疾病的诊疗常规，这样一来，才能快速成长。

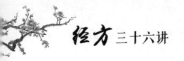

15. 面神经痛案例

患者徐xx，男，46岁，以"左侧头面部刺痛不适1天"为主诉就诊。患者1天前受风寒后出现左侧头面部刺痛不适，自诉疼痛影响睡眠，特别难受，初步判断为面神经问题，遂引导至神经内科就诊。2天后患者再次来诊，诉神经内科诊断面神经痛，开具药物已经服用2天，但没有任何效果，再次要求使用中药治疗。患者平素体质可，无高血压、糖尿病等疾病病史，性格易急躁，饮食可，睡眠差，大便及小便正常。四诊舌脉：舌质淡红，苔薄黄，左关脉弦。

中医诊断：面神经痛　厥阴体系肝俞病。
中医方剂：镇肝熄风汤加减。
药物组成：赤芍20g，麦冬12g，玄参20g，龟甲30g，赭石20g，茵陈20g，生龙牡各30g，炒麦芽20g，牛膝20g，僵蚕12g，地龙12g，川芎9g，天麻9g，钩藤12g，郁金12g，薄荷6g，甘草6g。

初诊给予3剂，患者服用第2日，头面部疼痛即明显减轻，3剂药服用完毕，头面部疼痛彻底好转。二诊时续用原方，再次给予3剂，随访症状未复发。

方证分析：患者头面部疼痛，西医诊断为面神经痛，可以列入中医痹证范畴，多数归属于肝胆系统，结合患者易急躁及舌脉，考虑为肝脏俞病，选用镇肝熄风汤为主方。患者受风寒之后出现半侧头面部疼痛，属于中医风寒中经络病变，其治疗尤其以搜风通络为主，加用僵蚕、地龙、川芎、天麻、钩藤等药物。给予郁金、薄荷以适当疏肝，以增强方剂对肝脏俞部的治疗作用，甘草调和诸药。

诊疗思考：此患者，亦是使用中药快速见效的典型病案。患者初诊，考虑到面神经病变，以往没有治疗此病的经验，于是未敢接诊，遂引导至神经内科治疗，但用药后未见效果。该患者爱人多年未愈的咳嗽，于笔者处使用中药治愈，出于信任，故再次来诊，笔者想用中药治疗面神经痛，于是二诊给予了镇肝熄风汤加减，且效果显著。医生诊疗疾病，书上得来终觉浅，只有真正实践之后，才会逐步积累起"纯中医"治疗疾病的信心，让患者获得最佳受益。面神经问题，从中医的角度，应该归入风证范畴，加之患者肝脉弦，这是选用镇肝熄风汤的原因所在，按照此思路，面神经炎症，如果辨证符合，亦可选用该方剂治疗，读者中如有神经内科医师，不妨一试。

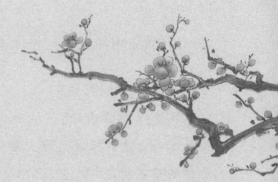

第五部分

临证笔谈

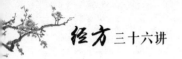

经方 三十六讲

1.《黄帝内经》究竟想传递给我们哪些健康及医学之道？

导读:《黄帝内经》，被奉为中医经典，是中医各种理论及诊疗方法的根源之地，当然也是医家学习中医及研究中医的重点所在。后世医家对《黄帝内经》有着各种各样的解读，但直到现在，仍然在很多地方存在迷惑之处。本节，笔者与大家一起探讨《黄帝内经》架构，以及《黄帝内经》究竟想要传递给我们哪些信息。

《黄帝内经》是中医四大经典之一，也可以称为四大经典之首，该书的作者不详，成书年代有一定争议，但可以肯定的有三点。第一，该书至少有两千年的历史，流传过程中内容有所遗失，后由唐朝中期的医家王冰收集整理而成，从而得以真正流传下来；第二，该书作者绝非一人，是众多医家的智慧结晶，而中医的哲学属性，使该书包罗万象，既有疾病诊疗的内容，同时也有五运六气等学说；第三，中医的基础理论及诊疗方法，都是在该书的基础上发展壮大而来，因此《黄帝内经》对于现有疾病诊疗，尤其是在治未病方面，仍有着非常重大的指导意义。

《黄帝内经》包括《素问》和《灵枢》两个部分，共计 162 篇，是众多先哲及医者智慧的结晶。我们很难想象，在古代信息技术不发达、认知手段有限的情况下，古人是如何对人体有如此深刻的认识？尤其是古人对于人体健康之道的理论及实践，我们现在也未能完全领会、正确实践。可以这样讲，任何溢美之词用在《黄帝内经》这本书上都不为过，但在溢美的同时，我们要以更加智慧的能力，去解读《黄帝内经》，从而使《黄帝内经》为现代中医的发展、现代民众的健康，发挥出更大的促进作用。

《黄帝内经》中，主要介绍了五种治疗疾病的方法，分别为针、灸、砭、食（药）及导引按蹻。这五种治疗方法，各有自己的技术特色及适应病证，至于《黄帝内经》中的其他篇章，皆是围绕这五大技术，从各个方面进行了诠释。医学的直接目的是治病救人，远景目标是人人健康，宏观期望是社会和谐进步，而所有这些，都离不开技术实践，即中医五种技能。因此学习《黄帝内经》，我们一定要真正理解及掌握这五种技术。

《黄帝内经》认为，砭石技术起源于东方，可以用来祛除人体内部之热毒，用来治疗疮疡肿毒等疾患，现代社会，我们也经常用刮痧技术来排除身体毒素；针刺技术起源于南方，主要用来疏通经络筋脉，用于治疗肌肉痉挛疼痛等疾患，这与现代针刺技术的基础治疗方法是一致的；中药技术起源于西方，用于治疗身体内部损伤失调性疾患，现代西部地区的藏药、蒙药及维药，仍然留存很多经

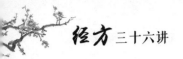

典的成药方剂；艾灸技术起源于北方，主要是祛除人体脏腑经络之寒邪，从而恢复身体的正常功能运行，这与北方寒冷天气及饮食结构有关。随着中医理论的发展及实践，针、灸、砭、药四大技术，已经突破了原有的诊疗范围，有了更加广泛的治疗适应证。

《黄帝内经》中的五大技术，其中针、灸、砭、食（药）四大技术，出自东西南北四方，导引按跷术出自中央之地。我们现代用的推拿正骨技术，是按跷术中的一部分，而五禽戏、八段锦、易筋经、六字诀等健身功法，则是导引术的一部分。按照《黄帝内经》所讲，导引按跷术，针对的人群特点是"饮食杂乱＋不事劳动"，适应证是身体内部阴阳寒热失常及气血亏虚逆乱之症。导引按跷术的技术特点是通，其中按跷术是通过手法理顺人体骨骼经筋位置，打开人体气血流动的关口，从而保证气血顺利通过某些易于狭窄的渠道，维护身体健康；导引术则是通过自我锻炼、内调脏腑、外顺经筋、中理骨骼，融调神、调身、调息于一体，达到身体气血充足、流动顺利，从而身体康健的目的。

《黄帝内经》告诉我们的医学之道，是以中医五种技术为核心，针对不同的人群，选用不同的技术，病情复杂时，可以多种技术联合使用，以达到最好的治疗效果，因此《黄帝内经》讲"故圣人杂合以治，各得其所宜"。《黄帝内经》的健康之道，则是使用出自中央之地的"导引按跷术"，尤其是导引术康健身体，这是一个可以时刻自我使用的健康养生之法。

现代社会，中央之人（饮食杂乱、运动不足）越来越多，但中央之术却未能很好地发挥出作用，究其原因，是中医导引术的理论基础及实践体系出现了断代失传等问题，还有一个原因是近现代伪气功学的冲击。

上世纪五六十年代开始，部分人群开始把中医导引术进行整理革新，突出中医气的概念，把中医导引术演变为气功，用于调理及治疗疾病。中医导引术变革为气功，更加易于被老百姓理解，同时可以更好地发展中医导引术，这本是一件好的事情，但这种变革脱离了《黄帝内经》的导引基础理论，与中医理论有了一定程度的脱节。后续伪气功大师及大军加入，最终把气功界搞得乌烟瘴气，中医导引术也被毁于一旦。现代社会，国家大力倡导发展中医，要建立健康社会，中医导引术就必然会被重视，而且未来会是中医的主流，有望恢复其中央之术的地位。

《黄帝内经》，一部伟大的中医著作，告诉了我们中医五技并用的治病之道，也明示我们中医导引的健康之路！

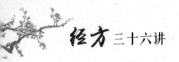

2.中医的文化属性，儒释道都在争抢，究竟该花落谁家？

导读：中医源于实践，又在实践中不断发展完善，不可避免地要与各种社会文化发生交融，于是有了儒医、道医和佛医等特殊称谓。儒释道皆称自己为中医本源，是医学之根本，那么中医的文化属性，究竟该花落谁家呢？带着这个问题，我们来看一下中医发展过程中的五彩缤纷。

药王孙思邈出身道家，为中医发展做出了巨大的贡献，著有《千金要方》与《千金翼方》，贡献巨大，被称为孙真人；佛家一直以来，都有使用草药治疗内外疾病的善行，少林药局就是明证；古代的儒家文人，很多秀才落第之后，或者官场不得意，转修中医，也取得了很大的成就，甚至当官行医两不误，如许叔微、张仲景等。

道家之人可以学习中医，佛家之人可以学习中医，儒家之人也可以学习中医，我们究竟该如何看待儒释道与中医的关系呢？

关于儒释道与中医的关系，我们可以从三个方面来理解。

第一，中医是核心，可以脱离儒释道文化而独立存在。中医的本质属性是治病救人，与学习者的身份无关，只要你具有语言理解能力，就可以学习中医，这里面也包括外国人，因此从治病的角度讲，中医可以脱离文化而独立存在。中医的独立性，源于中医基础理论及实践的完整性，如中医四大经典体系，就不隶属于儒释道任何一家；同时一个中医从业者，可以信佛，也可以信道，也可以尊崇儒家文化，但这并不影响其中医诊疗体系的稳固性。

第二，儒释道文化是中医健康体系的一种延伸。中医既能治病救人，也可以未病先防，甚至可以促进社会稳定和谐。中医的从业者是人，是人就会被各种思想理念所影响，于是有了儒家、道家或者佛家的身份属性。儒释道教化世人的思想理念，能使我们的思想免受各种不良情绪侵袭，从而保持脏腑不被内在情绪所损伤。儒释道的一些条规框架，可以平衡我们的五脏六腑功能及气血运行，从而使内在正气充足，外邪不侵。因此，中医与儒释道紧密结合之后，通过社会实践，不断探索身体健康与社会健康的和谐之法，积累了一些非常宝贵的身心健康经验及方法。

第三，中医的健康养生体系，尤其中央之术导引功法，与社会文化密不可分，必须具备文化属性。中医养生讲究调神、调息与调身，并有专门的锻炼功法，如八段锦、六字诀、易筋经、五禽戏等，这些都需要社会文化的参与，才能够更好地发挥出其健康养生作用。如导引术中的调神，核心方法是保持恭敬心，这可以通过佛道的信

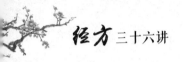
仰、儒家的"礼"来达到。

中医与儒释道文化，好比馒头与菜，我们在一定情况下可以靠馒头维持生命，但是不可能一直脱离菜而生存；中医这个馒头，一直试图与各种菜形成套餐，从而更好地生出饮食滋味及营养；当我们真正追求健康时，发现主食与菜都很重要，至于川菜、粤菜还是豫菜，那就看你自己的选择了。

中医与儒释道文化，中医是核心及根本，至于花落谁家，要看个人机缘及喜好；以中医脏腑理论为出发点，可以规范目前的儒释道文化；挖掘儒释道文化，亦可在社会层面践行中医的健康理念。

3. 西学中，不相信中医的阴阳五行，能够学好中医吗？

导读：民族的才是世界的，世界的才能彰显民族文化传播力，中医发展就是如此。为了更好传承发展中医、解读中医，国家不断推出"西医学习中医"的计划，期望通过该项活动，让更多西医开明人士加入中西医结合的队伍中来，为中医发展、为民众健康，做出更大的贡献，并把中医及中医文化推向世界。西医学习中医，会面临很多问题，本节我们就来讨论一下西学中的一些困惑之处。

　　一次开会，笔者和一位工作多年的同事闲聊，他讲："我中医院校毕业，也在中医院上班，但并不相信中医的阴阳五行，老周你比较痴迷中医，你实话实说，你信中医的阴阳五行吗？"

　　学习中医的人不相信中医的阴阳五行理论，甚至不相信中医，这在业内已经不是什么新鲜的事情了，而西医医生，接触学习中医的阴阳五行理论，更加是一头雾水，于是对中医学习望而却步。问题来了，避开中医的阴阳五行理论，能够学好中医吗？西医学习中医，是不是非常困难？

　　学习中医，我们必须要明白一点，而且是重要的一点，即中医理论是由两个部分组成的，分别是基础理论和专业理论。基础理论包括气一元论、阴阳理论、五行生克理论三大系统；专业理论包括脏腑理论、经络理论、气血津液理论等。专业理论是一种客观所在，由解剖而来，所以中医经典《黄帝内经》中，可以见到很多的解剖学知识；基础理论则是中医探索问题、分析问题、构建诊疗框架的一个手段；基础理论和专业理论相结合，不断修正融合，逐渐形成了我们现在所见到的中医模式。

　　假如你穿越到古代，没有现代的仪器设备、没有各种检查化验、也没有各种生物实验支持，仅仅靠你的手眼耳鼻，你如何判断人体疾病呢？相信你会通过三个步骤来进

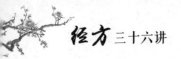

行。

第一个步骤，对人体有一个简单的解剖学认识，大致知道人体内部的脏腑、骨骼、经筋系统，并可能通过自我体验感觉，构建一些经络传导线路，这就是中医的起源，源于解剖。中医也好，西医也罢，在解剖学方面是一致的，因此二者都有心肝脾肺肾、大肠、小肠、胆、胃及膀胱等这些脏腑对照体系。中医解剖学，虽在一开始有所发展，但终因受到儒家学说"身体发肤受之父母，不可毁伤，孝之始也"的影响，未能发展起来。

第二个步骤，我们使用什么样的手段来理解人体内部脏腑、经络、气血津液之间的关系？对于新知识的探索研究，我们基本都是先假设，再论证分析，最后得出结论。古代中医在没有诸多研究手段的情况下，就需要用气一元论来解决人体与自然界的物质本源一体性，以及人体内部有形物质与无形功能的转化性；借用客观化的阴阳矛盾理论来进行物质命名及推理分析；借助于五行生克理论来构建中医体系，并适当发现新的问题。

我们通过一个例子来感受一下古人的思维模式。古人认为天人相应，人与自然界有相通之理，于是把人体脏腑比喻为朝廷官员，心脏是皇帝、肺是宰相、肝是将军等，借用社会关系来认识脏腑气血之间的关系；然后在临床中实践，以阴阳属性变化来观察分析，进而逐渐认识人体脏腑气血之间的真正关系，从而构建了宏观化的中医理论体系；最后通过五行理论框架，如仓库一般，把中医的知识体系储存起来，如心脏属火，小肠也属于火，舌也属于火，脉也属于火，红色也属于火等。

第三个步骤，在临床中实践总结，不断校正中医、丰富中医、完善中医，进而形成完整有效的大中医体系。所以我们可以看到，中医不但包括诊疗疾病的技术，还有调理预防疾病的方法，也有社会自然学知识在其中，形成了医疗、保健、社会健康的立体结构。中医在几千年的发展中，形成了诸多的流派，留下了大量的典籍，积累了丰富的经验，这些都是宝贵的财富。习近平主席讲，中医是打开中华文化宝库的钥匙，原因就在于此。

现代医学虽然在疾病微观层面已经走了很远，但是在脏腑真正功能的恢复、人体脏腑平衡、疾病慢性化截断、身心疾病治疗、医学的社会健康功能构建等方面，仍然存在很大不足，甚至是空白，故而需要学习传承中医，需要进行中西医结合，这样才能使我们国家的医疗健康事业真正建立及发展壮大。

不相信中医的阴阳五行，可以学好中医吗？答案是可以学好！原因在于阴阳五行只是中医的基础理论，而非专业理论，但如果想真正构建自己的中医体系，则需要了解阴阳五行的基本知识。学习中医，我们不必信阴阳五行，

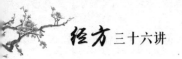
把其作为一个手段使用就可以了，就如我们摆放家里的茶几、电视、鱼缸、沙发，可以按照自己的习惯摆放，也可以按照五行方位摆放，如此而已！

4. 中医流派分而不和，是中医混乱之根源！

导读： 中华民族步入伟大的发展时代之后，"加强我国国际传播能力建设"随之被提上日程，而蕴含中华文明的中医药，在其中占据着重要一环。中医药必须更快、更好发展，以提升国际传播能力，这就需要中医内部有相对统一规范的声音，而中医流派整合则是第一步，也是最为重要的一步。本节笔者与大家一起探讨中医流派整合之法，解决中医混乱之根源。

有人的地方就有江湖，有江湖的地方就有派别，中医也是如此！中医药在几千年的发展过程中，不同年代、不同地域、不同环境、不同思想，从而有不同的医学认识，于是形成了各种不同的中医流派！中医流派及各家学说，在中医药的传承发展中，起到了非常重要的作用，值得我们去探索及研究。

中医流派，又称中医各家学说，是指具有较为明确独立的学术观点及诊疗体系，并具有一定医师人群的传承流派。中医各家学说，具有两大要素，即传承流派＋学术观点，其中学术观点往往蕴含在传承流派中，因此中医各家学说与中医流派，同物而异名。目前的中医流派，从疾病诊疗的角度讲，大致可以分为伤寒学派、温病学派、脾胃学派（易水学派）、攻邪学派、滋阴学派（寒凉学派）、温补学派（火神学派）和痰瘀学派等。

伤寒学派和温病学派，是中医最大的两个学派体系，狭隘地讲，二者以寒邪、温邪为切入点，去认识人体疾病的发展变化规律及过程，从而形成了以外感疾病为核心的两大医学流派。从脏腑经络的角度讲，伤寒学派是以太阳病，以肺＋膀胱经为核心的疾病诊疗学派；而温病学派是以少阴病，以肾＋三焦为核心的疾病诊疗学派。从狭隘的角度讲，伤寒学派与温病学派，是伤寒六经的太阳病和少阴病体系。

脾胃学派和攻邪学派，二者的不同之处，在于对疾病根源认识的差异。脾胃学派认为疾病发生的原因在于内，应该以调整人体脏腑功能为核心，这就是易水学派，后演化为以脾胃为中心的诊疗体系，因此形成了脾胃学派。攻邪学派认为疾病发生的原因在于外，应该以祛除外邪为治疗重心，形成了以"汗吐下"为主要疗法的攻邪学派。

滋阴学派和温补学派，是支持两种相反诊疗模式的学派，主要是以人体阴阳病理变化为根基，从而设立不同的治疗策略。若是患者以火热为主要病理特点，同时有阴津

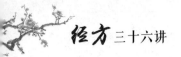

亏虚的表现，使用滋阴或者寒凉药物，称为滋阴学派（寒凉学派）。若是患者以寒凉为主要病理特点，同时有阳气不足的表现，使用温补或者大补的药物，称为温补学派（火神学派）。这与中医学中"阳常有余，阴常不足"与"阳常不足、阴常有余"的说法，一脉相承。

若是从疾病病理因素方面入手，较为复杂的病理因素是瘀和痰，往往有很多医家从这两个方面入手治疗，形成了痰瘀治疗理论，以王清任的《医林改错》为核心，也可以勉强算是痰瘀学派。

从江湖的角度讲，伤寒学派与温病学派是两大领袖，二者可以独立形成完整的疾病诊疗体系；脾胃学派、攻邪学派、滋阴学派与温补学派，则是四个大亨，可以在某些领域内发挥出非常好的诊疗作用；而痰瘀学派，则是做事情的骨干人员，可以为中医六大派所用，部分时候也可以独立使用。

简单记忆，中医学派为"3×2+1"学派，即2（伤寒学派、温病学派）、2（脾胃学派、攻邪学派）、2（滋阴学派、温补学派）、1（痰瘀学派）。其分别从外感疾病体系、治疗侧重点内外不同、病理表现差异和病理因素四个方面，对中医诊疗体系进行了细分及研究。

中医各家学说及流派，是一个巨大的宝库，在理清其脉络的前提下，就可以有序地纳入伤寒六经体系，整而合之，从而丰富及提升我们的诊疗范围及诊疗水平。熔于一炉之后的中医各家学派，无彼此之分，才能真正担负起发展中医、传播中华文明的重任。

5. 学好中医，传承与悟性，真的很重要吗？

导读：悄然间，中医热兴起，很多社会人士，也加入学习中医的浪潮之中，于是有了如何学习中医的各种争论。很多人讲学习中医需要传承与悟性，没有传承与悟性，根本不可能学好中医，事实是这样吗？本节，笔者与你分享学习中医、学好中医的真正方法。

中医与武术，作为我们的国粹，都非常讲究传承及悟性，尤其是在传统武术的学习中，传承及悟性显得更加重要。传承，主要是侧重于老师而言，是老师把自己掌握的精髓内容，传给下一辈，由弟子门人承接掌握；悟性，主要是侧重于学生而言，是学生具有很高的领悟能力，能够真正掌握老师传授的内容。

从历史的角度看，传承及悟性，在中医与武术的发展过程中，具有非常重要的作用。一个学生，为了学好中医或者武术，遍访名师，期望能够学习到真的技术；而一个老师，为了更好地把中医或者武术传承下去，也在寻找资质高、悟性好的徒弟。当名师没有遇到高徒、高徒没有寻

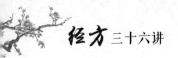

到名师，悲剧就会发生，如三拳合一（太极拳、形意拳、八卦掌）的孙禄堂大师，创立了太极拳的竖劲搏击体系，技击无敌手，可惜传至其子孙存周而断，从而导致中国武术搏击百年来每况愈下。

传承与悟性，对于中医和武术而言，非常重要，稍有不慎，就会导致技艺的失传，原因为何？能否解决这个问题？

传承与悟性，在中医和武术之中如此重要，主要有两个方面的原因，一是老师敝帚自珍，不愿意把自己的好东西轻易分享给别人，害怕徒弟学会、饿死师傅；二是徒弟在学习这些技术的时候，没有一个明确的技术规范，即没有技巧可以使用，从而不能快速准确地把握技术核心，并在此基础上有所发展。就如练习侧方停车，如果你把握住几个关键点，掌握了技巧，不用师父教，也能够学会。

社会发展到现在，任何技术已经没有绝对的秘密可言，尤其是传统中医，因为中医的各种流派、名师、典籍太多太好了，可谓是汗牛充栋。解决了传承问题，那么就要在传承与学生之间架设一座桥梁，使学生通过技术规范得到传承，而不是靠悟性得到传承，减轻或者消弭悟性对于知识学习的障碍。

中医的技术规范、技巧，是突破中医传承与学生悟性障碍的一把利刃，善于利用，稍做努力，则中医学习就会变得简单、快捷、有效。中医学习的技术规范，主要包括四大步骤，而创新性的技巧贯穿其中。

中医学习的第一个步骤，是要拥有扎实客观的医学理论体系。我们学医的目的是治病救人，学好中医的目的，是更好地治病救人，因此既要学好中医，还要做好中西医结合。学习中医，我们不要被拥有各种目的的思潮所影响，一定要中西医互参，使自己的知识体系客观化、系统化、扎实化。在这个阶段，能够融会中医各家理论、贯通中西医的理论体系，就是穿凿会通理论体系，这是我们可以独立学习中医的重要基石和工具。

中医学习的第二个步骤，是要以中医的思维模式及中医语言为根基，筑牢自己的中医体系。在学习中医的过程中，我们可以借鉴西医知识及理论，也可以使用现代医学的语言形式去翻译中医，但是不能脱离中医固有的思维模式及中医语言，只有这样，我们才能更好地真正挖掘及发展中医。

中医学习的第三个步骤，是要纳各种流派、名医经验、经验方剂于一体。有了扎实客观的医学基础，再加上中医的思维模式及语言根基，我们就可以把各种中医经验纳入六经体系中，进行有效的中医传承了。到了这一步，基本就能够有效地在临床上进行各种疾病的诊疗，并不断地积累各种经验。

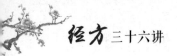

中医学习的第四个步骤，是拓展新疾病的诊疗方法。在前三个步骤的基础上，我们根据新出现疾病的特点，结合中医的知识体系，探索专科疾病的诊疗特点，并在临床中实践，以提升中医的治疗疾病的广度及深度。

关于中医学习，我们应该以规范、技巧为桥梁，强调传承、弱化悟性，以达到更快、更好发展中医的目的。

6. 越来越多的杂病、慢性病，多数是奇经八脉病！

导读：随着西医的蓬勃发展及诊疗指南的不断规范，中医诊疗疾病的范围，处于不断压缩的状态，在很多单病种疾病的诊疗中，逐渐丧失了主阵地。目前来看中医的人群，多数是西医治疗效果不好的杂病、慢性病，而中医想治疗好这些疾病，就需要了解奇经八脉病的诊疗方法。本节探讨杂病、慢性病与奇经八脉的关系。

在我们国家，有两套医学体系，即中医和西医，二者之间存在合作，也存在着竞争，在这种合作与竞争中，中西医不断发展完善。

整体来看，西医目前在医疗行业中占据着优势，民众得了疾病，多数会先选择检查及化验，然后使用便捷的西药治疗。如感冒发热、单纯的胃炎等疾病，多数人会选择去药店自行购买药物，快速解决问题；突发的严重疾病，如心梗、脑梗、急性消化道出血、肺栓塞等，会使用西医的急救手段；加之西医手术和微创治疗的直观性，使西医的阵地逐渐扩大，进一步压缩了中医的生存空间。

西医已经如此强大了，还需要中医吗？答案是肯定的。因为中医有着西医不可替代的诊疗优势，尤其是在慢性病、杂病诊疗方面，如慢性高血压、高脂血症、糖尿病、冠心病、哮喘，包括一些妇科疾病、孕产疾病、免疫性疾病、无名发热等。在慢性病诊疗方面，目前西医存在较为严重的问题，如高血压、冠心病、糖尿病等慢性病，需要终生服药且毫无治愈的希望，一方面透支了整个社会民众的健康，另一方面则耗费了国家大量的医疗资源，所以急需传统中医在慢性病诊治方面取得突破，在治未病方面有所创新。

中医、西医为人类健康服务，是一件非常有意义的事情，而为了更好地服务民众，打造国民健康体魄，中西医则需要均衡发展，尤其是中医，需要守好自己的阵地，并逐渐壮大，这样才能中西医结合，完善中国的医学诊疗体系。

中医要守好自己的主阵地，并不断发展壮大，那么我们的主阵地在哪里？这个主阵地，就是中医的诊疗效果，尤其是对于慢性病和杂病的诊疗效果。

中医认为，人体有五脏六腑，以及与之相关的十二正经，这是中医诊疗疾病的基础，我们平时治疗肺病、胃病、肝病、心病、胆病、肾病等，都是从五脏六腑入手，从而制定相关的治疗措施。而慢性病、杂病，如高血压、糖尿病、高脂血症、月经不调、不孕不育、阳痿早泄、代谢综合征、脱发白发、焦虑抑郁等，则是五脏六腑和经络的联合病变，且是以奇经八脉为核心的病变，因此需要从奇经八脉的角度去治疗。

作为中医医生，我们需要去认识及掌握奇经八脉疾病的诊疗原则，这样才能治疗各类慢性病和顽固性杂病，从而获得患者的信任，并牢固坚守中医主阵地，发展壮大中医。

奇经八脉，包括冲、任、督、带、阴阳维脉、阴阳跷脉八条经脉，其中冲、任、督、带四脉往往会相互影响，使疾病变化更加复杂。

简单来讲，冲脉疾病多为女性月经失调、男性阳痿早泄，同时包括很多血瘀和寒性疾病，我们熟知的生化汤、温经汤、固冲汤，包括逐瘀汤系列等，都是在治疗冲脉疾病。冲脉疾病的总体治疗原则，是活血化瘀＋滋阴潜阳温下＋降逆，并适当调阳明经。

任者，妊也，因此不孕不育类疾病，胎产相关类疾病，多与任脉相关，同时腹部包块类疾病，也多数与任脉相关。任脉疾病的总体治疗原则，则是行阳理气＋养血散结。

督脉疾病，从杂病的角度讲，主要涉及后背及头部，如我们经常讲的脱发问题，与督脉关系就比较密切，因此其治疗原则，是升腾阳气或者益气补虚，这里面涉及调肝。

带脉类疾病，是目前发病率较高的疾病，主要与人体代谢相关，同时也是高血脂及体质亏虚的主要原因；湿浊留滞腰部，导致的肾亏等问题，也与带脉相关。因此带脉疾病的治疗原则，变化多端。

阴阳维脉、阴阳跷脉功能失常导致的杂病，多数与少阳、少阴疾病相关，因此可以从三焦及胆论治。

作为中医，我们要守住自己的主阵地，而要守好自己的主阵地，我们必须重视奇经八脉所导致的慢性病和杂病。中医对于奇经八脉疾病的诊疗经验及措施，散在于各个典籍及医案中，需要我们以正确的中医理念去提炼及总结，这也是穿凿会通理论体系未来的任务之一。

7. 古中医、传统中医、现代中医，谁是明医？

导读：在国家大力发展中医的政策支持下，中医迎来了蓬勃发展的局面，但是却出现了古中医、传统中医和现代中医，何为正统的争论？本节，带你认识中医三大流派，看看何为明医。

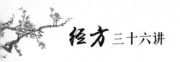

  首先，我们来认识中医三大流派形成的历史根源及不同。中医三大流派，古中医主要是指秦汉时期的医学体系；传统中医是隋唐以后，以宋元明清为主体的医学体系；现代中医，则是指民国及以后的中医体系。中医三大流派，是以时间为主线，在特殊历史条件下形成的医学体系，从根源上具有一脉相承的关系，所以虽有不同，但诊疗手段可能有相互交叉，如现代中医在不同疾病治疗方面，可能兼用古中医、传统中医的诊疗手段。

  古中医，主要以秦汉为时间中心，以《黄帝内经》和《伤寒杂病论》为诊疗疾病的重要依据。古代中医，是在没有精密诊断仪器的条件下，靠经验积累及总结，形成了相对完整的古朴医学体系，因此更加注重疾病诊疗体系的整体性。古中医的诊疗体系，整体性及系统性较强，因此在《伤寒杂病论》中，我们可以看到完备的疾病分类法，如太阳病、少阳病、阳明病、太阴病、少阴病和厥阴病。古中医的伤寒六经分类法，与我们现代医学的疾病分科，如呼吸科、心血管科、内分泌科、消化科的分类模式，是较为一致的，是对疾病的一种整体认识及科学分类。在历史大乱局及大变革中，很多中医典籍被摧毁，但是从保存完整的《辅行诀》中，我们可以看到秦汉时期与现代医学类似的疾病分类模式。

传统中医，主要是以宋元明清为时间中心，以诸多医学流派为疾病诊疗依据的时期，是在《黄帝内经》和《伤寒杂病论》理论基础上的一种深度阐释。在这个时期，中医流派百花齐放，形成了脾胃学派、滋阴学派、寒凉学派、温病学派等诸多的医学流派，把中医进一步推向了精细化，使中医学体系更加的完备。同时，中药学和解剖学，也得到了进一步的发展，《本草纲目》和《医林改错》，就形成于这个时期。

现代中医，在民国以后逐渐发展起来，并在20世纪50年代以后，占据主流，是以辨证论治为疾病诊疗依据的医学体系。20世纪20年代，西方医学逐渐在国内得到传播，中西医之争拉开序幕，为了中医生存，恽铁樵大师提出了中医"脏腑虚化论"，即认为中医的五脏六腑不是实体，是一种功能综合体。脏腑虚化论，避免了中医的一场大危机，但是却让中医走向了虚化之路，逐渐与古中医和传统中医脱节。为了进一步整合中医体系，从20世纪50年代开始，辨证论治开始成为了中医的核心，现代医学研究作为发展中医的手段，最终形成了现代医学的系统性模式。

中医三大流派，诊疗疾病的技术如何？我们可以从旁观者的角度来分析一下。

中医内部人士有一种默认共识，即以辨证论治为核心

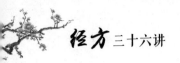

的现代中医，或者说学院派，在疾病诊疗中，总是感觉辨证很规范，但治疗效果不理想，所以不得不重学《伤寒杂病论》，以提高临床诊病的效果。古中医逐渐有兴起之势，但前路也是茫茫，因为古中医诊疗疾病，有时候效果令人惊奇，有时候不见其效，反见其害，且面临着药物超剂量、疾病诊疗范围狭窄的局面。传统中医，虽然是在古中医的基础上发展而来，具有非常多的疾病诊疗经验和效果，但是偏重流派，偏重伤寒六经的某一种诊疗模式，没有把中医诊疗的整体系统构建起来。

作为一名现代中医，我们需要兼容并蓄中医三大流派的优点，整而合之，才可真正地明白中医。我们需要古中医的疾病分类法、传统中医的疾病诊疗法、现代中医的疾病科学化，三法结合，才是中医的真正出路，也才能够真正运用纯中医去治疗疾病。

单单学习古中医、传统中医和现代中医，可以成为名医，但绝不是明医，只有三种医学体系合一，才是真正的明医，才能真正让中医发展，让更多的患者受益！

8. 一张简单的中药方，是如何治疗疑难杂症的？

导读：在中医药界，不乏各种各样的名方验方，然而有这样一张方剂，让很多普普通通的中医，快速学会了治疗疑难杂症，从而走上了名中医的开挂之路，这张珍贵的中药方，就是潜阳封髓方。本节，我们通过穿凿会通理论体系，来分析一下潜阳封髓方，为什么会如此逆天？

潜阳封髓方，又可以称为潜阳封髓丹，是由潜阳方和封髓方逐渐演化而来。

封髓方（丹），包括黄柏、砂仁和甘草三味药物，最早见于元代《御药院方》一书，因清代郑钦安的《医理真传》而被广大医生所熟知并应用。封髓丹，因其独特的疗效，且具有不可替代性，故而在百花齐放的中药方剂中脱颖而出。

潜阳方，亦是出自清代名医郑钦安的《医理真传》，包括附子、龟板、砂仁和炙甘草四味药物。

封髓方和潜阳方，均包括砂仁和甘草两味中药，尤其是砂仁，为二方中不可缺少之药物，是方剂中画龙点睛之药物，也是这两个方剂疗效的保证，验证了"名方源于名药"的说法。

作为一名医生，尤其是中医医生，我们可以使用中药治疗各种常见病，如咳嗽、哮喘等呼吸系统疾病，胃痛、腹泻等消化系统疾病，胸痛、心悸等心血管疾病，但是对于内分泌、免疫系统的疾病，往往会束手无策，西医医生的手段也很单一，唯有激素类药物可以使用。所以，哪个中医医生能够治疗内分泌及免疫类疾病，就会具有独特

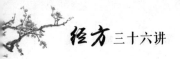

的竞争优势，并逐渐获得患者的信任，从而跨入名医的行列，而调节治疗内分泌、免疫疾病的核心武器之一，就是潜阳封髓方。

西医的内分泌、免疫系统，以及生殖系统，属于中医的少阴病体系，这里面包括肾脏系统和三焦系统两个部分。内分泌及免疫系统疾病的发生，往往意味着肾脏－三焦系统协调功能的失常，此时会出现一类非常特别的病理状态，即虚火内生。

肾脏－三焦系统功能失常导致的虚火，可能出现牙痛、咳嗽、喘促、面肿、喉痹、耳肿、面赤、鼻塞、遗尿、滑精、失眠、口疮、腹泻等症，且具有顽固性，反反复复，难以痊愈，令西医无头绪、中医头痛。在临床中，我们遇到这样的顽固性疾病，准确判断，使用潜阳封髓方，往往能够起到立竿见影的作用，效果好得让医生自己都不能相信，也会获得非常好的口碑，逐渐走上名医之路。

从"穿凿会通"理论体系，我们可以看到，肾脏与三焦为一体，因此我们治疗少阴病，须从二者入手，调肾之阴阳，或用封髓方的黄柏，或用潜阳方的附子、龟板，但是调理疏通三焦，非砂仁莫属。砂仁上入肺、中入脾胃、下入肝，通利人体三焦系统，因此我们经常讲砂仁可以化三焦系统之湿浊，同时能够兼入肾，协调肾、三焦关系。

加用甘草调和诸药，且可发挥出类激素的作用，使全方作用周到，效果独特。

关于潜阳封髓方，你理解了吗？肾脏－内分泌系统失调，虚火内生导致的口疮、咽喉痛、咳嗽、鼻炎、面肿、腹泻、失眠、滑精等，皆可使用此方！

9. 快速、正确学好中医，为什么需要读《辅行诀》?

导读:《辅行诀》，全称为《辅行诀脏腑用药法要》，该书随着时间的推移，越来越受到中医学界的关注和重视，被认为是研究理解《伤寒论》的捷径，同时也是揭开中医奥秘的关键所在。《辅行诀》一书，究竟具有哪些特点？我们从该书的"一古三新"说起。

《辅行诀》一古：最古老完整的医书！

《辅行诀》一书的出现，是一种偶然，其传承，更是一种机缘，这是一种跨时代的中医延续。

1900 年，守护敦煌莫高窟的王道士，无意之间发现了藏经洞，洞中有各种典籍文物 5 万余件，之后法国等外国人取走一部分，其他被朝廷运往北京保存。《辅行诀》是王道士从法国人运送的典籍中所抽取，于 1918 年被河北张姓之人所购买，并传于其孙张大昌。1965 年，张大昌将《辅行诀》的抄录本交给范志良先生抄录，原卷于

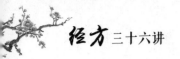

1966 年毁于文化大革命。我们现在所看到的《辅行诀》版本，基本为范志良先生的抄录本。

该书是梁代陶弘景所著，时间处于两汉与隋唐之间，正好是两汉医学的一种延续，同时也是民族混乱时代的一种医学留存，弥补了两汉至隋唐医学的空白地带。最为可贵之处在于，《辅行诀》成书之后，被存于敦煌莫高窟的藏经洞之内，一直未受到战火的损毁及各种人为篡改破坏，最能反映古代医学的原始面貌。

理论上讲，《黄帝内经》及《伤寒杂病论》成书早于《辅行诀》，但是这两本书都是在隋唐之后，被医家收集整理成书，且不断地受到各种损坏，又不断地整理传承，所以内容有部分失真及错漏之处，甚至被质疑加入了后世医家的观点。因此，讲《辅行诀》是中医最古老完整的诊疗书籍，是非常客观的。

《辅行诀》第一新：方剂新！

《辅行诀》与成书东汉末年的《伤寒论》，均是据《汤液经法》而作，二书同出一源，故而我们可以看到，两书中均有青龙汤、白虎汤、泻心汤等方剂，而《辅行诀》中的大小泻脾汤、大小阳旦汤等方剂，与《伤寒论》中的四逆汤等方剂，实为一方，或者药物组成相近。

《辅行诀》中除了青龙汤、白虎汤外，还有朱雀汤、玄武汤，这是《伤寒论》中所没有的（可能是遗失，也可能是未引用），此方剂之新，可以弥补《伤寒论》之不足，同时也给中医诊疗提供了新的治疗手段。

《辅行诀》第二新：理论新！

《辅行诀》的诊疗理论，是以人体五脏为核心，立足于五脏，确定诊疗方案及用药，如治疗心脏的大小补心汤、大小泻心汤；治疗肝脏的大小补肝汤、大小泻肝汤；治疗脾脏的大小补脾汤、大小泻脾汤；治疗肾脏的大小补肾汤、大小泻肾汤；治疗肺脏的大小补肺汤、大小泻肺汤等。

《辅行诀》这种以五脏为核心的诊疗模式及理论，与现代中医内科学、现代西医学的诊疗模式，具有一致性，同时又解决了现代中医脏腑诊疗与经方对接混乱的问题。以《辅行诀》的脏腑诊疗模式为立足点，我们可以窥测到《伤寒论》脏腑＋经络的联合诊疗模式，由此可见，《辅行诀》的诊疗理论，正是目前中医界所缺乏的一种创新点。

《辅行诀》第三新：构思新！

长期以来，中医理论、中药实践，二者有一种逐渐脱节的趋势，甚至有人提出废医存药，原因在于我们没有明确中药与脏腑之间相对稳定及明确的对应关系。在《辅行诀》一书中，完整延续了汤液经对于中药的认识，指出了中药五味与脏腑的补泻关系，这种构思的延续、实践及记录，是一种新的中医中药研究思路。

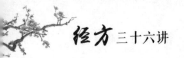

通过《辅行诀》对中药五味与五脏补泻关系的认识，我们可以正确理解《伤寒论》的用药组方思路，同时开辟了中药研究的新方向，并可以进一步总结观察临床实践。

《辅行诀》，作为"古老传承与内容创新"的一本书籍，非常值得去研究及学习，也是学好中医、用好中医的一个快捷路径，是唯一可对《伤寒论》深度解读的一本传世杰作！

10. 治疗阳痿，必须知道何为"三作"？

导读： 阳痿，是目前发病率逐渐上升的疾病种类之一，但是其治疗，目前却没有特别有效的方法，究其原因，是很多中医医生，并不知道用药的原则和方法。本节探讨的内容，就是为了解决这个问题。

在临床中，经常碰到病友说："医生，我吃了很多补肾的药物，为什么阳痿没有得到改善？"

也经常碰到同行讲："看了古人很多治疗阳痿的方法，有的从肾入手治疗，有的从肝入手治疗，区别是什么？"

治疗阳痿，首先要认识一个字"作"！

中医经典《黄帝内经》中讲"肾者，作强之官"，"作"是什么意思呢？

我们翻开"作"字的释义，会发现其最初的意思是

"起、兴起"，如振作、发作等，指某种使事物发生变化的力量。

肾者，作强之官，即肾脏是人体功能，尤其是生殖功能兴起、强壮的脏腑器官。由此可见，治疗阳痿的过程中，补肾、强根基是非常重要的环节，也是重中之重。

补肾效果不好，因为你不知道第二个"作"！

古今的很多中医名家，治疗阳痿，往往会从肝脏论治，使用疏肝解郁的药物，原因是什么呢？

中医有句话叫作"肝脏，作强之用"。肾脏功能强健，还要有顺畅的肝脏系统，只有肝脏系统功能正常，身体才不至于出现阳痿。就如我们建造大楼一样，地基打好了，还需要房屋的整体框架，这样才能把大楼建造得坚固耐用。

临床中，很多朋友肾脏不虚，但是仍然出现阳痿，究其原因，是肝脏功能出现了问题，即肝气郁滞，此时治疗的侧重点，就应该放在肝脏方面，放在疏肝解郁方面。中医讲"肝肾同源"，在阳痿的诊疗过程中，体现得最为确切、透彻。

补肾疏肝仍不好，那就来看中医的第三个"作"！

有些医生讲到："我行医几十年，见到的阳痿病例很多，补肾药也用了，疏肝药也用了，为什么不见起色？"

这里，笔者告诉你治疗阳痿的第三句话，你就明白了

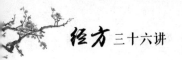

答案，这句话便是"湿者，作强之困"，即人体湿气过重，会导致作强的过程不顺利，困滞不行。

我们仍然以盖楼为例，一栋大楼，地基扎实了，整体框架也建好了，但如果水路、电路等各种管道系统不通，这栋大楼肯定不能正常使用。因此，祛湿在部分阳痿患者的治疗过程中，占据非常重要的地位，古人治疗阳痿的医案，很多从祛湿着手，原因就在于此。

肾脏，作强之官；

肝脏，作强之用；

湿气，作强之困。

治疗阳痿，掌握"三作"理念，诊疗效果就会大大提高，所以想学好中医，我们就必须明白中医诊疗疾病的原理所在。

11. 慢性病，如何走向康复之路？

导读：疾病在变化，医学在进步，二者在对抗的过程中，慢性病越来越多，如心脏病、糖尿病、高血压病、高脂血症等。面对慢性病，我们是否只能终身服药？本节主要讨论这个问题。

"医生，心脏病有什么症状？我胸口部位疼痛，是不是心脏病？"

"医生，我这么年轻就得了糖尿病，糖尿病如何治愈？"

面对这两类问题，作为一名医师，尤其是中医师，我们要慎重对待，因为第一个问题，我们要中西医结合，通过仔细地询问、检查，做出正确的诊断，不能让患者轻易戴上"心脏病"的帽子；第二个问题，则是要求我们中医师，通过中西医对于疾病实质的认识，来找到最佳的治疗方案，以期望达到慢性疾病彻底康复的目标。

如何通过中西医结合，诊断疾病，尤其是治疗慢性疾病？我们通过心脏病的诊疗，抛砖引玉，来进行探讨。

中西医，对于心脏的认识，是一样的吗？

在大家的感知中，心脏是一个跳动的器官，通过这种节律性跳动，产生持续不断的动力，来维持血液在人体循环，同时进行营养物质及气体的交换。因此，心跳快慢、心跳是否规律、血管压力高低等，就成为监测心脏功能的指标，而更多的手段，如心脏彩超、心脏血管造影、心电图等，则可以发现心脏结构性的变化。

当心脏的速率、节律和压力出现问题时，我们会感到心慌、胸闷；而心脏结构出现问题，尤其是心脏血管出现瘀堵时，我们会感到胸口部位的疼痛；当然，心脏疾病，还可能出现其他不典型的症状，如下牙齿的疼痛、左臂内侧的疼痛，甚至表现为上腹部胀满等。所以，当患者出现以上所讲的这些症状时，不要忽视，需要找专业医生诊治。

西医认识到，心脏具有泵血的功能，中医称之为心主血脉。

中医认为心藏神、主神明，同时西医逐渐发现，心脏系统分泌的脑钠肽等物质，对大脑代谢具有非常重要的作用。

我们可以得出结论，中西医最初对于心脏的认识，会有差异，但是随着医学的进步，中西医对其功能的认识，也逐渐在趋于一致。

对于心脏病，中西医各有什么治疗优势？如何选择治疗获益最大？

对于心脏病，西医的优势在于诊断迅速、准确，同时可以通过药物＋血管介入等先进的技术，快速处理心脏的危急重症。但是对于慢性心脏病，心功能的逐渐衰竭，目前西医没有特别好的方法。笔者的一个亲戚，患有慢性心脏病兼糖尿病，每天吃的药物有十几种，甚至使用昂贵的针剂治疗，最后仍是因为心脏功能衰竭而不幸离开这个世界。

对于心脏病，中医的优势在于能有效提高心脏的动力系统，即从本质上补益心脏，并且解决胆、小肠等对于心脏功能的影响，达到心脏功能恢复的最佳诊疗效果；另外，中医可以在身体亚健康的层面，提前介入对心脏进行调理，防止心脏疾病进入严重的疾病阶段。

故而，中医补益及调理心脏，西医急救心脏，二者结合，可以获得心脏疾病治疗的最大益处。

中医治疗心脏的思路，三方两用一外补！

通过"穿凿会通"理论图，我们可以看到，对于心脏的治疗，有三个基本方剂，即心脏的脏方—开心汤、经方—乌头赤石脂丸、俞方—酸枣仁汤。三方治疗侧重点各有不同，其中开心汤以瓜蒌薤白半夏汤为根基，主要是调理及补益心脏；乌头赤石脂丸主要是祛除心脏经脉中的寒邪之气；酸枣仁汤收敛心脏精气。

治疗心脏疾病，可能会用到另外两个相关脏器的方剂，这就是两用，即胆系统的方剂、小肠系统的方剂，因为心脏与小肠相表里、与胆相通。临床中，我们使用温胆汤治疗心律失常，使用葛根芩连汤清心经火热，就是这个道理。

所谓一补，就是通过补益肾脏，来达到提高心脏功能的目的，我们可以称这种补益为外补。中医讲心肾相交，主要指心脏和肾脏的经气互用，我们讲少阴为火，指的是肾脏之寒从化于心脏之火，从而表现出阴阳、寒热互存一体的特点。

举一反三，是慢性病诊疗的突破之处！

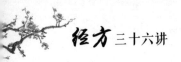

通过本节，我们知道了心脏病的诊疗原则，即西医救急＋中医强基，而中医强基的方法，就是三方两用一外补。举一反三，我们就可以知道糖尿病的治疗方法，以及高血压、高血脂、痛风等疾病的治疗方法。读者可以在穿凿会通"六经三十六方"的基础上，在各自熟悉的诊疗领域中总结创新，形成自己独特的治疗体系。

12. 温病（新冠肺炎）诊疗三部曲，明清到汉唐的穿越之旅！

导读：2020 年以来新冠病毒肆虐全球，幸而我们中华民族有中医中药保驾护航，通过中西医的优势互补及结合，病毒被快速控制。回顾新冠肺炎（温病）的中医诊治流程，其中有没有不足和需要改进的地方？古今温病的诊疗模式，又有着什么样的区别？这是本节探讨的内容所在。

温病，没有统一的明确概念，中医典籍内的春温、风温、暑湿、湿温、伏暑、温毒等，都属于温病的范围。

从疾病传染的角度讲，具有发热特点的传染性疾病，如麻疹、水痘、手足口病、禽流感等，包括本次的新冠肺炎，都属于温病；若是温病发生得特别迅速、致病性特别强、致病结果非常严重，我们可以称之为瘟疫。

　　古今中外，温病，或者说瘟疫，一直伴随着人类社会而存在，并且对我们的生命健康造成了极为严重的威胁，无数人因为温病而丧失生命。然而人类是伟大的智慧生命，从未屈服于温病疫毒，也一直在为战胜温病而努力，从汉唐到明清，涌现出了无数的疫病名家，尤其是明清时期的吴又可、叶天士、吴鞠通等，开创了温病诊治的新高度。

　　历史的时钟走到现代，我们中医人要为抗疫，做些什么？能做些什么呢？

　　中医疗瘟疫，先搬两座山！

　　在新冠肺炎（瘟疫）的一次高级别会议交流中，有人提出了两大问题。

　　第一个问题，新冠肺炎有相同的基本表现、内在的统一病机，但是其预防方剂差别很大，且都出自名家之手，能不能推荐一个较为好的预防方剂？

　　第二个问题（外国医生提出），新冠肺炎的中医诊治方案，能不能有较为确切的西医解释，同时有高级别的学术证据，让不同国家的政府官员理解这个诊治方案的科学性？

　　面对这两个问题，与会专家没有能够给出确切的答案，那么这两个问题，会有答案吗？

　　通过这两个问题，我们可以明确知道，中医治疗瘟疫，必须要解决两大问题，即瘟疫的真正中医病机，以及瘟疫的现代西医学解释，这也是我们要搬走的两座大山。只有搬走了这两座大山，中医治疗瘟疫，才能真正获得国内和国际的认可，才不会如"非典"时期一样，有功无法说。

中医疗瘟疫，古今要统一！

瘟疫，古今皆有之，而抗击瘟疫的代表理论及方法，古今亦不缺。

我们熟知的《伤寒论》，就是医圣仲景有感于疫情肆虐，而写出的经典著作，是汉唐医学的抗疫代表；明清时期的《温疫论》《温病条辨》等，则开创了瘟疫治疗的新高度，尤其是其中的"三焦辨治、卫气营血辨治"，是中医目前疫病治疗的核心理论。

问题来了，为什么《伤寒论》中没有明清瘟疫诊疗的类似论述及诊疗方剂呢？我们如何把汉唐代表性的著作《伤寒论》，与明清的瘟疫理论合二为一？因为只有汉唐医学与明清医学合二为一，才能够使中医抗疫前后一致，古今统一，才能够为后续中医抗疫发展及研究，奠定统一的坚实基础。

温病（新冠肺炎）诊疗三部曲，古今统一之旅！

从现代医学和明清诊疗瘟疫的理论经验看，温病发展有三个基本阶段，即潜伏期、发病期与严重致病期，而好转与恶化，则是温病的两个结果。

温病的潜伏期，病毒滞留及潜伏于人体的口咽等黏膜部位，即中医所讲的人体膜原系统，也是穿凿会通理论体系的三焦之府俞位置。此阶段，若是病毒不能突破三焦的府俞系统，则疾病痊愈，若是突破了三焦的府俞系统，进入三焦之经，则疾病发生。

温病的发病期，病毒进入三焦经系统，上可以导致肺系统出现问题、中可以导致脾胃出现障碍、下可以导致肝肾出现病变。温病的发病期，疫毒依据自身的特点及患者脏腑机能情况，偏重出现不同脏器的功能失常，如新冠病毒，就容易导致肺系统出现问题。此阶段，如果能够及时治疗，患者会进入康复期，若是不能及时正确治疗，就会进入严重致病期。

温病的严重致病期，主要是指病毒进入三焦之根基——三焦腑，从而导致人体出现神经内分泌–免疫根基系统的异常，进而造成多脏器的严重损伤，尤其是肾脏损伤，出现危急情况，中医称之为营血损伤问题。此阶段的治疗，较为棘手，若是用药得当，病情趋于好转，若是疾病进一步发展，则会危及生命。

温病诊疗三部曲，符合明清医学的"三焦论治""卫气营血传变"的诊治核心，同时也符合医圣仲景在《伤寒论》原序中所讲的"阴阳会通"含义，并且也符合少阴病

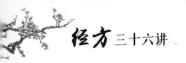

为六气之"热"的病理实质。

温病诊疗三部曲，第一部三焦府俞，以达原饮为核心驱邪外出；第二部三焦之经，以小柴胡汤为核心和解化毒；第三部三焦之脏腑，以升降散为核心清解热毒、凉血补虚，乃是温病治疗的不二法门。达原饮作为治疗温病的名方，不需多说；升降散，又叫做陪赈散，本就是赈灾名方；而本次新冠肺炎的名方"清肺排毒汤"，就是以小柴胡汤为核心方剂加减，效果非常，就是明证。

温病、瘟疫诊疗三部曲，开启了明清至汉唐的穿越之旅，搬开了中医治疗温病的两座大山，明确了中医的诊疗方案，统一了中医温病治疗的古今中外。

13. 中医与科学，一步之差而已！

近日，参加青年中医"关于如何学习中医"的一次探讨，感慨颇多。如果把这种感慨化为一句话，那就是"中医与科学，一步之差而已"！

新的时代，中医被赋予多种属性，一是治病救人，二是未病健康，三是民族复兴！现阶段，我们国家经济高速发展，对外交流日益增多，面临的文化冲突和碰撞也逐渐增多，故急需重塑中华文化体系，以配合国家经济实力的提振！

历史经验已经证实，文化文明具有国界，而技术没有国界，所以蕴含中华文化文明元素的太极拳、少林拳及针灸导引，可以自由地出入国际各个角落。然而这些还远远不够，仍然需要一个庞大的、蕴含文化体系的产业项目，推动中华文化的复兴及传播，而中医中药，无疑是最佳的载体。所以，中医中药，目前具有的一个重要任务，就是文化复兴，促进民族自信之精神！

中华民族多灾多难，却能够始终屹立于世界民族之林，核心的原因就是自强不息之精神，以及朴素唯物"实事求是"世界观！目前的中医中药状态，是学习中医中药者可能不信中医、学习西医者理解不了中医、部分政策制定者内心反对中医，这样的状态下，中医能够承载起民族精神振兴的重担吗？显然是不能。目前的中医中药，连自己人都不能"摆平"，怎么去"摆平"世界？连国内主流的专业反对者都不能说服，怎么去说服世界？你讲中医不同于科学，而是高于科学，故而曲高和寡，扪心自问："你自己相信吗？"

中医中药要发展壮大，必须要先解决自身的科学性，这是不争的事实，因为科学才是世界发展的主流！如果我们固守于目前的中医状态，你争我论，或者闷头发展，那么中医最多是守住目前的阵地，甚至没有国家政策的支持，连阵地都无法守住！其实中医与科学的距离，仅仅是一步之遥，或者说一步之错，但是这一步之错，很多人却

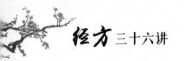

不愿改之，而是自得其乐！

中医的一步之错，就错在五脏虚化论，这也是目前中医所有问题的根源所在！中医从其理论诞生之初，就一直存在着朴素的唯物主义世界观，或者说自然医学，虽陷于人文精神而不重视解剖，但实体解剖学一直在悄悄发展。清代医家王清任，就从解剖的角度指出，精神应该由脑子所主，这在当时是多么伟大的一次进步。20 世纪的二三十年代，余云岫和恽铁樵大师的一次中西医对决，恽铁樵大师提出"中医五脏六腑不是解剖实体，而是功能体"的五脏虚化论，使中医在任何辩论中都能立于不败之地，从而避免了中医的暂时没落及灭亡，但同时也让中医失去了上升通道，难以寸进。

五脏虚化论，成了中医学者的尚方宝剑，无论西医如何说，都无法攻击到你，可以始终处于不败之地！但是纵观近百年，没有了外部的压力，中医理论不但没有发展，反而在逐渐萎缩，随着老一代中医人逐渐故去，新生代要做到传承精华已经很难，更不要提创新了！所以中医想发展，必须回到百年之前的中医，以脏腑实体论为根基，实事求是、自强不息，接受各种挑战和质疑，吸收高精尖人才去钻研中医、规范中医，壮大中医精英队伍，才能进而发展中医！

有人讲"作为中医人，你攻击中医，你是中医的掘墓人"！我想回答"各种攻击与质疑，不会影响一个学科的存在及蓬勃发展，相反会助力学科建设不断完善"。笔者其实想呼吁，在目前国家政策支持、有志之士参与、信息资源丰富的大好时机下，青年中医，应该开放思维，去闯出中医发展的一条光明之路，承担起中医发展以及民族振兴的文化重任，而不是在安逸的圈子里重复旧路！

中医发展之路究竟在何方？任重而道远，愿与诸位同道一起努力，为中医发展贡献自己的一份力量，而"穿凿会通"理论体系，就是一种探索实践！

14. 三魂七魄破迷信！

导读：我们经常会听到一个词，叫作"三魂七魄"，中医学中也讲"肝藏魂、肺藏魄"。魂魄这两个字都带有"鬼"字，那么是不是告诉我们这个世界上有"鬼"呢？本节，我们通过对"三魂七魄"的解读，来破除众多的迷信思想及思维模式，发现中医的文化属性及文化魅力。

迷信与科学，是一对冤家对头，从来都是有我无他，如历史上对于地球的认识，很多人迷信地球是"天圆地方"，所以当科学家逐渐提出地球是圆形的时，会被活活烧死。然而在笔者看来，迷信与科学的关系，更像是一对师徒，当迷信这个"徒弟"还没有长大时，会产生各种各

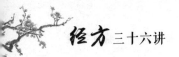

样的错误看法和想法，需要科学这个"老师"不断地去纠正孩子的认识和做法，从而最终回到正确的道路上来。从迷信到科学，是一种历史发展的必然，所以"天圆地方说"逐渐崩溃，"地圆说"最终获得统治地位。

明白了迷信与科学之间的关系，我们就可以更加正确理解迷信与科学的定义。所谓迷信，是指当我们对新的事物或者现象不理解，也就是迷惑时，选择相信或者被迫相信某种没有证据支持或者伪证据支持的说法。如我们过去看到月食，认为是天狗把月亮吞了，那就是在没有科学认识的前提下，我们暂时相信的一种说法。而所谓科学，包括了科学方法和科学知识两个方面，就是使用逻辑性的方法获得证据，从而得出正确的认知。故而我们知道，迷信与科学的最根本区别在于是否有逻辑方法，是否有真正的证据，是否得出了正确的结论。从内涵来讲，逻辑方法和证据，最终都是来源于实践，并用于实践，所以实践是检验科学的唯一标准，也是迷信与科学的分水岭。

当今社会，科学素养日渐提高，科学技术日新月异，科学文化不断普及，迷信的阵营逐渐在缩小，然而在一些关键的领域，尤其是精神心理领域，迷信仍然具有很大的影响力。究其原因，在于人体大脑功能的复杂性，以及人体大脑思维的神秘性，使得现代科学没有很好的手段去研究。在现代社会，虽然精神心理学已经逐渐地发展起来，但是精神心理学的体系，并没有真正地建立起来，尤其是缺乏实践运用方法，不能帮助我们解决生活中见到的各种精神心理现象及问题。

在我们中国的传统文化及医学体系中，有着自己独特完整的精神心理学体系，这个体系就是"三魂七魄"体系。"三魂七魄"体系，是我们中国先哲在实践观察中，通过归纳推理，总结出来的一门科学、朴素的精神心理学科。然而在几千年的发展中，这个体系逐渐地被破坏及践踏，失去了其原有的面貌，甚至被很多学者"迷信化"。在本节中，我们会重点来通过中医经典《黄帝内经》，来认识正确的"三魂七魄"，从而破除迷信，还原"三魂七魄"的真实面貌。

三魂七魄，"三魂"是基础，"七魄"是具体内容，二者均依靠人体的五脏六腑而产生及存在，是对人体心、肝、脾、肺、肾等脏腑功能属性的一种概括性描述。三魂，指"胎光、幽精和爽灵"，又被称为天魂、地魂和人魂。七魄，指"尸狗魄、伏矢魄、吞贼魄、臭肺魄、雀阴魄、非毒魄和除秽魄"，又被称为"中枢魄、天冲魄、力魄、气魄、精魄、灵慧魄和英魄"。

三魂对应了精神心理学中的"思维意识、潜意识和无意识"，其中爽灵（天魂）与我们的思维意识相关；而幽精（地魂），指的是潜意识；胎光（人魂），则是对人体

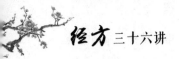

无意识（胎儿先天状态）的一种描述。七魄对应了人体的脏腑功能，其中的尸狗魄（中枢魄）指的是心脏功能；伏矢魄（天冲魄）指的是肝脏功能；吞贼魄（力魄）指的是脾脏功能；臭肺魄（气魄）指的是肺脏功能；雀阴魄（精魄）指的是肾脏功能；非毒魄（灵慧魄）指的是人体心包、三焦系统功能；除秽魄（英魄）指的是大肠功能。

　　三魂七魄的名称及分类，来源于道家及古中医，与道家养生术，尤其是道家调养精神的方法有关；而对"三魂七魄"本质的认识和运用实践，在中医经典《黄帝内经》中有更多的论述。《灵枢·本神》讲"故生之来谓之精，两精相搏谓之神，随神往来者谓之魂，并精而出入者谓之魄"，《黄帝内经》告诉我们，人体的精神思维系统，也就是魂魄系统，是人出生之后同时存在的，并可通过各种正确实践锻炼，使魂魄系统的内容不断丰富和完善，从而形成独特健康的个人性格和思维方式。

　　人体的三魂七魄系统究竟是如何运行的呢?《灵枢·本神》是这样讲的："任物者谓之心，心有所忆谓之意，意之所存谓之志，因志而存变谓之思，因思而远慕谓之虑，因虑而处物谓之智。"心藏神，神魂一体，称为"魂系统"，由"思维意识活动、潜意识和无意识"构成，即由"天魂、地魂、人魂"所构成。"魂系统"是根本，没有了魂系统，人体就失去了与外界沟通的能力，如我们看到的先天智障儿童、后天疾病导致的"类植物人"状态，以及人体自然出现的老年痴呆症等"失魂"状态。肾藏精，精魄难分，称为"魄系统"，由七种魄组成，并由人体的"心、肝、脾、肺、肾、心包、大肠"等五脏六腑系统作为支撑，逐渐形成人体不同的思维活动，从而具有喜怒哀乐等众多表现。人体三魂七魄系统，均是以人体脏腑为根基，其中三魂系统类似国家的行政框架，如中央、市县、村镇，而七魄系统则是管理结构的填充系统，如财务管理系统、农业系统、政法系统、军队警察系统等。七魄系统，填充到三魂系统中，完美构建了人体的精神思维及七情六欲。

三魂七魄系统，听起来神秘，讲起来实在，用之正确则是科学，理解错误则是迷信。我们要做的就是破除迷信，回归科学。未来，我们需要不断地去解读中医的疑难点，突破中医迷惑点，从而使中医在民族文化复兴中，发挥出自己独特的宝库钥匙作用。

附：七魄正确解读

三魂七魄之"尸狗魄"

"尸狗魄"是三魂七魄的第一魄，对应了人体的心脏，具有非常重要的意义，本节中，我们来认识一下"尸狗

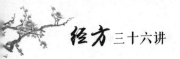

魄"的名字来源及意义，并掌握其对于传统运动养生的积极意义。

网络中对于"尸狗魄"的解释五花八门，但这些解释，并未能让大家真正理解"尸狗魄"，要理解"尸狗魄"，我们就要从"尸狗"一词说起。古代有一种草，叫作"刍草"，这种草非常柔软，适合做编织使用，古人用刍草编织成狗的模样，叫作"刍狗"，这是"刍狗"一词的来源。古人进行祭祀活动时，要把刍狗放在正中的关键位置，以供奉神灵，祭祀结束后，就把刍狗烧掉。在现代社会的很多地方，尤其是农村，老人去世时，还保留着使用秸秆、草茎编织假动物、假房子、假马车，并最后烧掉的习俗。祭祀时，刍狗占据的核心位置，古人称之为"尸位""神位"，此时的"刍狗"被称为"尸狗"，以显示这个位置的尊贵。

传统医学讲"心主神明""心为君主之官"，认为心脏像皇帝一样，处于人体的核心关键位置，是人体的中枢枢纽，于是道家就使用"尸狗魄"，来代表心脏的重要性及功能状态。"尸狗魄"的另外一个名字是"中枢魄"，原因就在于此。当刍狗作为尸狗使用时，受人祭拜，地位非常尊崇，而祭拜过后，又被非常廉价地烧掉或者扔掉，无人问津，由此可见天道运行的不仁，于是有了"天道不仁，以万物为刍狗"的说法。

　　道家诊疗疾病，与传统中医学有一定差别，其更加注重调节精神思维系统，尤其是在未病先防，也就是养生术方面。对比来看，假如你经常出现心神不宁、有气无力、失眠多梦、精神恍惚等症状，中医认为你的心神功能出现了问题，道家则讲是你的"尸狗魄"出了问题。我们结合中医《内经》及武术内功的机制，可以从传统运动养生方面制定出相应的治疗方案，如使用五禽戏中的猿戏、六字诀中的"呵"字诀，易筋经中的"摘星换斗式"等，来调整你的心神系统。

　　因为年代久远，加之缺乏学术严谨性，很多人长期以来对"尸狗魄"产生一些误解和误读。只有我们真正掌握了中医内精髓，并了解其演变过程，才能正确理解"尸狗魄"；而当我们真正掌握传统功法（中医导引术）精要时，就能够从道家角度，进一步调理"尸狗魄"了。

三魂七魄之"伏矢魄"

　　"伏矢魄"，是三魂七魄中的第二魄，对应人体的肝脏系统，也具有非常重要的意义。如果说人体的第一魄是"尸狗魄"这个皇帝，那么第二魄就是"伏矢魄"这个将军，故《黄帝内经》中称肝脏为人体的"将军之官"。

　　现代医学认为，肝脏是人体的化工厂，人体的很多废物要在肝脏被灭活及改造，从而形成新的活性物质，也

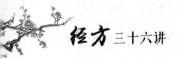

就是我们讲的各种激素、凝血因子等。肝脏功能正常，人体的新陈代谢就能够正常进行，肝脏功能失常，人体的激素水平等就会出现失衡，进而出现各种各样的疾病，尤其是情志类疾病。中医认为，肝脏藏血、调控人体的情志变化，就好像古代的将军一样，对国内外的各种势力起到一个震慑及管理作用，从而保证皇帝各种政令的畅通。

肝脏的这种震慑作用，令人产生畏惧之心，犹如引而不发的箭矢，谓之伏矢。"伏"是引而不发，"矢"是箭头，于是道家就使用"伏矢魄"一词来代表肝脏的功能作用。伏矢魄的另外一种说法，叫作"天冲魄"，天冲为一种星象，古代的观星者看到这种星象，就知道了社会的正常调控、震慑体系崩溃，皇朝可能要更替，是天下大乱的一种征象。所以"伏矢魄"和"天冲魄"，对应的是肝脏，不过"伏矢魄"对应的是肝脏功能的正常状态，而"天冲魄"对应的是肝脏功能的失常状态。

肝脏功能失常之后，就会出现情志抑郁、急躁易怒等心理变化，同时伴有面色晦暗、男性乳房发育等病理变化，如果进一步发展，就会出现肝脏硬化、肝肿瘤等情况。道家之人看到一个人情志抑郁，或者说性格易于急躁，就知道该人的"伏矢魄"出现了问题，此时就需要未病先防了。如何调整"伏矢魄"？最典型的方法就是少林八段锦中的"攒拳怒目增气力"，该式动作通过"攒拳"

特定的动作外形，以及"怒目"的情绪引导，使肝脏的瘀积之气得以疏散，从而恢复肝脏的功能状态。

中医内经的"将军之官"，告诉了我们"伏矢魄"的真实含义，而传统功法的"攒拳怒目"，则指导我们去调整好"伏矢魄"，从而维持肝脏功能健康有序地工作。

三魂七魄之"吞贼魄"

三魂七魄中的第三魄为"吞贼魄"，对应人体的脾胃系统，在《黄帝内经》中称之为"仓廪之官"，也就是主管钱粮，尤其是粮食的部门，相当于古代的户部，我们现代的农业农村部。

脾胃系统，可能是大家最熟悉的一个系统了，我们吃的饭、喝的水，进入脾胃系统之后，先被消化，然后被吸收，最终有用的成分被循环至全身而利用掉，消化后的废物，则通过肠道系统排出体外。脾胃系统具有的另外一个功能，就是免疫功能，可以把身体内的很多毒素废物吞噬掉，也就是消化吸收掉。

贼，有两个含义，一个含义是外来偷东西的人，一个含义是危害、伤害。对于人体来讲，外来的食物、水，都可以称之为贼；食物、水消化之后的剩余废物，也可以称之为贼。脾胃系统的功能，就是把这些"贼"消灭掉，即把饮食消化吸收、废物排出体外，道家称脾胃的这种功能

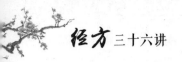

特点为"吞贼魄"。"吞贼魄"还有一个名字，叫作"力魄"，指的是人体吸收脾胃传送过来的营养物质后，全身充满力量的一种状态，是对"吞贼魄"的进一步描述。

脾胃系统出现问题之后，就会出现胃部胀满、乏力、面色萎黄、腹泻等表现，同时容易出现胡思乱想的情况。所以思虑过度的人，容易出现脾胃系统的功能障碍，道家把脾胃功能失常的状态，称为"吞贼魄"功能异常。调整"吞贼魄"的方法，就是少林八段锦中的"调理脾胃须单举"这个动作，同时六字诀中的"呼"字诀，也可以调理脾胃的气机功能。需要指出的是，传统运动养生功法中的动作编排，并不是随意创造的，而是以中医理论为根基的。如八段锦"调理脾胃须单举"这一式动作，就是在《黄帝内经》"脾之俞在脊背"的理论指导下，进而创编出来的。故而中医导引术，是中医理论的一种实践，而道家功法，则是中医导引术的一种演变形式。

脾胃为人体的后天之根本，作用非常重要，所以"吞贼魄"蕴含着非常丰富的内容，我们这里所讲到的，也只是"吞贼魄"功能的一部分而已。

三魂七魄之"臭肺魄"

三魂七魄中的第四魄为"臭肺魄"，看到这个称号，我们就知道其对应的是肺脏体系了。肺脏系统，在《黄帝内经》中被称为"相傅之官"，也就是宰相，位高权重，意义非凡。

"臭"是一个多音字，在这里读 xiù，是气味的总称，这里面蕴含着鼻子吸气的动作模型。古代没有发达的科学技术，不能够认识到空气中存在着氧气和二氧化碳等多种气体，也不能明白气味和空气之间的关系，于是就以"臭肺魄"，代表肺脏的功能，认为肺脏功能与呼吸气体有关。"臭肺魄"还有一种说法，叫作"气魄"，更为直观地讲出了肺脏的功能特点，同时也指出肺脏功能正常，氧气正常交换，人体就能达到精力充沛、神采奕奕的状态。

从现代医学的角度讲，当一个人处于缺氧的环境中，或者肺脏功能失常，氧气的交换代谢出现异常，就会出现精神不振、瞌睡、倦怠无力等不舒服的症状，同时出现"悲伤忧愁"的情绪，这就是缺乏"气魄"，也就是"臭肺魄"功能失常了。调整"臭肺魄"的方法，少林八段锦中的动作是"左右开弓似射雕"，六字诀中的动作是"嘶"字诀，易筋经中的动作是"九鬼拔马刀"。

肺脏系统功能正常，氧气交换充分，心脏的血液循环才有意义，二者是相辅相成的关系，这也是《黄帝内经》"肺主治节"的意义所在。

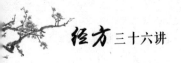

三魂七魄之"雀阴魄"

三魂七魄中的第五魄为"雀阴魄",其对应的是肾脏系统。肾脏系统,中医内经称之为"作强之官",提示科技发展的重要性,表示生产力是第一生命力,是国家强盛的根本。所以,肾脏系统被称为人体的先天之本。

古代称燕雀为"雀",唾液为"阴津",燕雀的唾液,现代社会称为"燕窝",古代则称为"雀阴",具有补益肾精、大补元气的作用。雀阴与肾脏之间具有直接的补益作用,于是古人使用"雀阴魄"作为肾脏功能的一种代表,这就是"三魂七魄"中"雀阴魄"的由来。"雀阴魄"还有一种称呼,叫作"精魄",讲的是肾精对于人体的重要性。从现代医学的角度讲,肾脏系统,对于人体的生殖、发育具有重要的作用,肾脏衰弱,人就会失去强健的体魄,变得容易衰老。精魄、"雀阴魄",从两个角度对肾脏功能及治疗方法进行概括,有异曲同工之妙。

人体肾脏系统功能失常,就会出现腰酸腰痛、齿松发稀、小便淋漓、性功能失常等情况,同时容易出现惊恐、害怕的情绪,这也是道家所讲的"雀阴魄"功能失常。调养"雀阴魄",最简单的方法就是"叩齿吞津",这是少林文八段锦中的典型功法。究其机制,传统医学认为,人体的阴液(血液、体液等)是由肾所主导,津液是阴液的精华成分,对于人体肾脏的补益作用很强。在少林八段锦中，"双手攀附固肾腰"则是调理"雀阴魄"的动作，易筋经中的"落地三盘"，也具有相同的功效。

"雀阴魄""精魄"，人体肾脏功能的两个名称，既表明人体肾精的重要性，又指明了调理人体肾脏精气的核心方法。

三魂七魄之"非毒魄"

三魂七魄中的第六魄为"非毒魄"，其对应的是心包及三焦系统。心包系统相当于皇帝的内阁，代表的是皇帝的意志，执行皇帝的命令，并保护皇帝。《灵枢·邪客》篇这样讲："心者……邪弗能容也，容之则伤心，心伤则神去，神去则死矣。故诸邪之在于心者，皆在于心之包络。"三焦与心包相表里，是心包系统的一种延展，贯通周身，调控我们身体的水液运行。"非毒魄"，基本相当于现代医学人体的神经、内分泌调控系统。

"非毒魄"的核心是"毒"之一字，了解了这个字的含义，就明白了什么是"非毒魄"。《说文解字》中讲"毒，厚也"，所以"毒"具有高度集聚的意思，假如有害的物质或者正常的物质，在身体某个位置高度集聚时，就会对人体形成伤害，称之为"毒"。非毒，就是让人体的气血流动顺利起来，防止有害物质的停留或者正常物质的过度集聚，从而保证人体的健康。心包代心行使命令，三

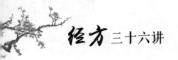

焦系统贯通周身,执行着人体"非毒"的功能,所以被道家称为"非毒魄"。心包及三焦系统,调控人体的整个气血运行顺利,防止出现集聚,这个功能是非常智能化的,需要协调身体多个系统参与,并相互配合完成,所以"非毒魄"的另外一个称呼是"灵慧魄",原因就在于此。

假如一个人的心包及三焦系统出现问题,就会出现气血瘀滞类的疾病,也就是现代医学讲的神经、内分泌紊乱性疾病,出现身体多个脏器功能的不协调,疾病往往是"此起彼伏"。我们常说的子宫肌瘤、乳房结节、血管瘤、甲状腺结节,甚至肿瘤类的疾病,包括部分精神方面的疾患,都是"非毒魄(灵慧魄)"功能失常所导致。要调整"非毒魄",我们可以采用少林八段锦中的"双手托天理三焦"这个动作,或者是六字诀中的"嘻"字诀,易筋经中的"掌开天门"及"倒拽九牛尾",也可以使用。

"非毒魄",讲的是心包及三焦系统的基本功能,而"灵慧魄",则是对于心包和三焦系统智能化的概括,二者从不同的角度,描述了人体心包及三焦系统的功能状态。

三魂七魄之"除秽魄"

三魂七魄中的第七魄,也就是最后一魄为"除秽魄",其对应的是以大肠为主的肠道系统。

大家都知道,大肠储存的是食物消化之后的残渣,是污秽之物，大肠的功能就是暂时储存这些残渣，并在适当的时候把这些污秽之物排出体外。大肠具有清除体内污秽之物的功能，故道家称其为"除秽魄"。大肠能够与心肝脾肺肾五脏，以及心包三焦系统并列，成为"三魂七魄"中的一员，其功能难道就是除秽如此简单吗？显然不是，因为《黄帝内经》讲大肠为"传道之官、变化出焉"。大肠的功能和"道"有关联，我们该如何正确理解呢？

　　大肠在"三魂七魄"中的重要性有三点。第一，大肠与肺关系密切，承载了"魄"的传承。中医认为"魄"虽然有七，但是其最初发源的根基在肺脏系统，所以中医讲"肺藏魄"，而大肠作为肺脏系统中的第二脏器，具有调整人体"七魄"功能的作用。第二，大肠与肝脏关系密切，协调着"魂"的运行。中医认为，"魂"的最初发源地为肝脏，故"肝藏魂"，具有辅助调控人体"三魂"运行的作用。现代医学中有一种疾病，叫作"肝性脑病"，其原因在于肝脏功能失常，对于"血氨"等毒素灭活失常，从而导致毒素进入大脑，最终导致人体出现精神行为异常，甚至昏迷的情况，也就是三魂系统出现了问题。治疗"肝性脑病"的方法之一，就是使用乳果糖灌肠，让肠道内的毒素排出体外，从而使肝性脑病得以恢复。通过灌肠，排出肠道内的污秽之物，进而改善肝性脑病，其机制是现代医学的"肝肠相通"理论，也是中医学中讲的"肝与大肠

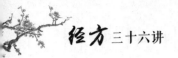

相通"，在这一点，中西医是高度一致的。所以说，"大肠系统"与人体之魂关系密切。第三，大肠与心神关系密切，是调控心神的关键。以大肠为主的肠道系统，是人体内细菌菌群存在的最大场所，这些菌群除了与人体的消化、免疫和营养关系密切外，还可以对大脑及神经功能产生重要的影响。研究表明，人体内存在肠道－菌群－大脑轴系统，肠道功能失常，菌群失调，有害毒素产生，会损害大脑及其神经功能，我们医学中讲的"肠易激综合征"及"胃肠神经官能症"，就是肠道功能失常后影响神经系统调节的代表性疾病。

以大肠为主的肠道系统，具有如此重要的作用，所以被列为"三魂七魄"中的一魄。肠道功能正常，人体外在表现是精力充沛、肤色有光泽，也就是古人讲的英姿飒爽，所以大肠除了"除秽魄"的名称之外，还有一个名字叫作"英魄"。大肠功能失常，会慢性刺激并耗损人体的精神思维调控系统，最终出现自闭症、健忘、老年痴呆、帕金森病等问题，所以我们要调整好人体的"除秽魄"。调整"除秽魄"的方法，就是易筋经中的第一式"韦陀献杵式"，并时刻避免不良的生活习惯，从而保持肠道功能，尤其是大肠功能的正常化。

"除秽魄"告诉我们大肠的基本功能，而"英魄"则是大肠功能正常化的外在表现，中医导引术，则给了我们调整大肠功能的方法。

15. 情志致病新探

导读：本书总论中，通过穿凿会通"六经三十六方"体系对情志问题进行了分析及探讨，但笔者仍感觉意犹未尽。作为本书最后一节，笔者想讲情志疾病治疗方面的一些感受，与大家分享，希望能够对中医临证有所助益。

穿凿会通"六经三十六方"体系，把人体疾病分为六大类，其中以心包为核心的阳明体系，相当于大脑神经系统，是人体情绪诞生的集中之地，而其他五大类疾病体系，则对应了五种中医情志及五毒情绪。中医情志分别为"怒喜思悲（忧）恐（惊）"，五毒情绪分别为"怨恨恼怒烦"，其中怒属于肝，喜与恨属于心，思与怨属于脾，悲与恼属于肺，恐与烦属于肾。

在临床中，经常会见到这样一类患者，病情不重，但情绪焦虑不安，反复追问你同一件事情，或者不断询问你疾病的方方面面，并可能伴有睡眠不好。此类患者，笔者一般把其归属于心包疾病，以竹叶石膏汤和栀子豉汤为基础，结合舌脉，辨证加减用药。若是合并特别悲伤，老是有想哭的冲动，会加用或者换用百合地黄汤。在穿凿会通理论体系中，焦虑为心包疾病的主要症状，为大脑神经病

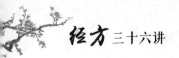

变，竹叶石膏汤或者说清心汤是正方，作为心包经方的栀子豉汤及百合地黄汤，是辅助及加减用药，部分情况下可以转为主方。

若是患者诉说心慌不适，莫名难受，总是高兴不起来，甚至恨某人对其不好，怨某件事对其不公，笔者会把其归入少阳体系心、胆系统，以温胆汤加开心汤治疗。这类疾病，大概对应了现代医学的抑郁症，很多明星名人，就是因为此病，结束了自己的生命。若是患者兼有睡眠障碍，则须加用酸枣仁汤。少阳体系心的情志归属是喜，高兴不起来的抑郁症，自然属于心、胆病变，现代医学研究也表明，抑郁症与胆的关系密切。恨是喜在情志变化第三阶段的产物，抑郁症到了怨恨的阶段，如果不能得到及时正确的治疗，可能会毁掉别人，或者结束自身的生命，不得不引起我们的重视。

若焦虑及抑郁是最为常见的两种情志疾病，那么愤怒则是容易被忽视的情志疾病。很多人认为容易发怒是性格问题，不是疾病，但事实告诉我们，这类人群通过药物治疗，容易发怒的性格会发生变化。笔者在临床中经常使用逍遥散治疗肝脏疾病，家属就反映患者容易发怒的性格改变了，能够听从别人的意见了。相反，另外一个酒精性肝硬化患者，一直使用以逍遥散为基本方的丸剂治疗，效果很好，与家属关系相处也很融洽，但停用药物1年之后，发怒的性格逐渐显现，自己找酒喝，谁劝跟谁吵，最后病情加重。医生治疗疾病，要认识到怒是肝脏的性格，而"六经三十六方"中的方剂逍遥散、柴胡疏肝散，可以调肝而息怒。

悲与恼，是太阳病体系肺、膀胱之情绪，但在目前的临床中，相关诊疗资料及医案很少。单纯从学术角度讲，容易悲伤，为肺系统功能失常，可以从止咳效方、桂枝汤中选方用药，尤其是桂枝汤加减，有调节情绪的作用。恼之情绪，很少单独出现，往往以"烦恼"并称，临床中多见于膀胱蓄血症，这就涉及肺、肾二脏，因为恼属肺、烦属肾，与肺通于膀胱、肾与膀胱相表里一致。烦恼异常的治疗，从太阳病的角度讲，以"下瘀血汤"为核心方剂加减，是正确的选择。

思与怨，是太阴病体系脾、小肠之情绪，临床中想抓住治疗要点，也比较困难。此类患者，往往会告诉你平时想的事情特别多，这个事情也操心，那个事情也想管，但是精力不济，且多伴有健忘的情况。这种过度思虑的状态，不经意间，就会产生怨的情绪，从而影响自身脾胃功能。对于此类患者，笔者的经验是补益中气，中气足了，思与怨就会得到改善，而核心方剂就是补中益气汤。

恐与烦，是少阴病体系肾、三焦之情绪。要把握此类情绪疾病的治疗方法，我们一定要先理解"恐"字具有的三层含义，第一是严重害怕，第二是担心害怕，第三是担心不安。不安、害怕和惊惧，都会衍生"恐"的情绪，不同之处在于惊惧造成的"恐"迅速、严重，不安造成的"恐"缓慢、轻微。不安、害怕与惊惧出现以后，如果不能正确处理，心情就会因为未知的担心而烦躁，并对肾脏功能造成一定的损害。临证中，如果患者心烦不安，容易惊恐，就要从肾、三焦论治，以犀角地黄汤或青蒿鳖甲汤，与小柴胡汤加减，来调整心烦不安的情绪。

　　情绪致病，是医学中常见且复杂的一类疾病，最为考验一个医生的综合诊疗能力，以及对于中医理论的深层次理解。中医六技之一的导引术，以《黄帝内经》"精神内守、呼吸精气和肌肉若一"为根基，衍生出了一些联合调理脏腑和精神的方法，如八段锦中的"攒拳怒目增气力"、易筋经中的心法"一往无前悲忧散"等。

　　治疗疾病，疗效是硬道理。中医人及中医学习者，要善于总结学习前人的诊疗经验，不断提高诊病效率及效果，在此基础上，挖掘中医诊疗疾病的科学基础及科学内涵，做好中医进一步的创新发展。

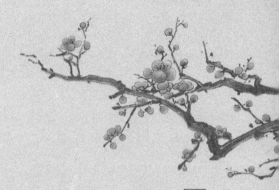

第六部分

经方三十六讲方剂及图谱

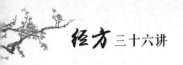

一、经方三十六讲方剂

1. 太阳病体系方剂

止咳效方：半夏　陈皮　杏仁　茯苓　厚朴　紫苏　紫菀　黄芩　甘草

桂枝汤：桂枝　芍药　生姜　大枣　甘草

黄芪桂枝五物汤：黄芪　桂枝　白芍　生姜　大枣

五苓散：猪苓　茯苓　泽泻　白术　桂枝

麻黄汤：麻黄　桂枝　杏仁　甘草

抵当汤：大黄　桃仁　水蛭　虻虫

2. 太阴病体系方剂

四君子汤：人参　白术　茯苓　甘草

补中益气汤：黄芪　人参　白术　升麻　柴胡　当归　陈皮　生姜　大枣　炙甘草

小建中汤：饴糖　桂枝　芍药　生姜　大枣　甘草

四通方：半夏　陈皮　茯苓　连翘　山楂　神曲　枳实　白术　黄芩　黄连　泽泻　甘草

四逆汤：附子　干姜　甘草

葛根芩连汤：葛根　黄芩　黄连　甘草

3. 少阳病体系方剂

开心汤：瓜蒌　薤白　半夏　熟地　赤芍　川芎　当归　丹参　降香　僵蚕　炒麦芽　甘草

乌头赤石脂丸：乌头　赤石脂　蜀椒　附子　干姜

酸枣仁汤：酸枣仁　知母　川芎　茯苓　甘草

温胆汤：半夏　陈皮　枳实　竹茹　茯苓　甘草　生姜　大枣

龙胆泻肝汤：龙胆草　炒栀子　黄芩　木通　泽泻　车前子　柴胡　当归　生地黄　甘草

天麻钩藤饮：天麻　钩藤　石决明　栀子　黄芩　杜仲　牛膝　益母草　桑寄生　夜交藤　茯神

4. 少阴病体系方剂

六味地黄汤：熟地黄　山药　山萸肉　泽泻　牡丹皮　茯苓

犀角地黄汤：犀角　地黄　白芍　牡丹皮

左归丸：熟地黄　山药　山萸肉　枸杞　菟丝子　鹿角胶　龟板胶　川牛膝

右归丸　熟地黄　山药　山萸肉　枸杞　菟丝子　鹿角胶　杜仲　当归　肉桂　制附子

升降散：僵蚕　蝉蜕　大黄　姜黄

小柴胡汤：柴胡　半夏　人参　黄芩　生姜　大

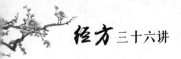

枣　甘草

达原饮：槟榔　厚朴　草果仁　知母　黄芩　芍
药　甘草

5. 阳明病体系方剂

竹叶石膏汤：淡竹叶　石膏　人参　麦冬　半夏　粳
米　甘草

栀子豉汤：栀子　淡豆豉

半夏白术天麻汤：半夏　白术　天麻　茯苓　橘
红　生姜　大枣　甘草

半夏泻心汤：半夏　黄芩　黄连　干姜　人参　大
枣　炙甘草

半夏厚朴汤：半夏　厚朴　紫苏　茯苓　生姜

胃喘汤：半夏　陈皮　枳壳　黄芩　丹参　红花　元
胡　木香　莱菔子　当归　苏子　南沙参　炒麦芽　瓜蒌

6. 厥阴病体系方剂

逍遥散：当归　芍药　柴胡　茯苓　白术　薄荷　生
姜　甘草

柴胡疏肝散：柴胡　陈皮　枳壳　香附　川芎　芍
药　甘草

镇肝熄风汤：芍药　天冬　玄参　龟板　代赭石　茵

陈　生龙骨　生牡蛎　炒麦芽　牛膝　川楝子　甘草

小承气汤：大黄　枳实　厚朴

大黄牡丹汤：大黄　牡丹皮　桃仁　冬瓜子　芒硝

大陷胸汤：大黄　芒硝　甘遂

二、经方三十六讲架构

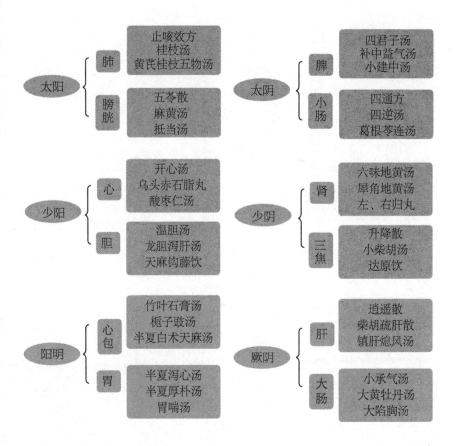

太阳
- 肺：止咳效方　桂枝汤　黄芪桂枝五物汤
- 膀胱：五苓散　麻黄汤　抵当汤

太阴
- 脾：四君子汤　补中益气汤　小建中汤
- 小肠：四通方　四逆汤　葛根芩连汤

少阳
- 心：开心汤　乌头赤石脂丸　酸枣仁汤
- 胆：温胆汤　龙胆泻肝汤　天麻钩藤饮

少阴
- 肾：六味地黄汤　犀角地黄汤　左、右归丸
- 三焦：升降散　小柴胡汤　达原饮

阳明
- 心包：竹叶石膏汤　栀子豉汤　半夏白术天麻汤
- 胃：半夏泻心汤　半夏厚朴汤　胃喘汤

厥阴
- 肝：逍遥散　柴胡疏肝散　镇肝熄风汤
- 大肠：小承气汤　大黄牡丹汤　大陷胸汤